广东名中医

卢永兵名方医案选

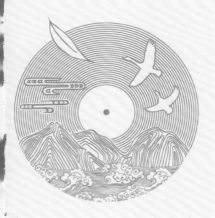

李俊法

卢灿辉
王烈泉 主编

CS
K 湖南科学技术出版社

《广东名中医卢永兵名方医案选》

编著者名单

主　　编：卢灿辉　王烈泉

副主编：王凯波　黄烈楷　王钦和
　　　　洪泽华　林汉平

编著者：卢灿辉　林汉平　廖学林　吴春洪
　　　　廖丽媛　郑菊琼　郑　婷

校　　核：林汉平　廖丽媛

封面题签：李俊德

封面设计：殷　健

版式设计：许展鸿（广东省美术家协会会员）

医学资料来源：广东省揭阳市中医院卢永兵传承工作室

内容提要

本书由广东省中医药管理局批设的"卢永兵传承工作室"精选《中国中医药报》"名医名方"和专为他开设的"名医医案"专栏中部分古今名方和卢氏验方应用经验及其临床医案整理结集而成，较为全面系统地介绍广东省名中医卢永兵临证半个世纪的学术思想、治学理念以及丰富的临床经验和高尚的医德医风，可供各级中医师提高诊疗水平阅读，也可作为高级中医药人员的研修参考。

——中华中医药学会副会长、博士生导师
李俊德教授为本书题签书名并作序

广东省名中医卢永兵简介

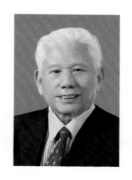

卢永兵（1942—　），广东省揭阳市产业园桂岭镇玉白村人。中医内科主任医师，中国科协专家库专家，原广东省揭阳市科协主席。广东省第八、第九届人大代表。中医世家，幼承庭训，1968年8月毕业于六年制广州中医学院（今广州中医药大学）。1965年6月在校加入中国共产党，是学院创办后首位入党的学生。

大学毕业后，先后在村医疗站、公社卫生院、县卫生学校、县中西医结合办公室、县医研所、市中医院等8个单位从事医教研工作。20世纪80年代中期，他积极筹办广东省揭阳县中医院并任首任院长，揭阳县人民政府给予记功奖励。曾任揭阳县中医学会第一、第二届会长，揭阳市中医药学会第一、第二届副会长。从20世纪90年代初开始，20多年连续多届担任中华中医药学会老年病分会副主任委员、高血压专业委员会主任委员、老年脑病专业委员会副主任委员，中国老年学学会中医研究委员会副主任委员、心血管病专业委员会副主任。

卢永兵40多年前开始重点从事老年医学研究,在全国主要中医刊物上登载他和徒弟们整理的关于他的学术思想和经验的医学文章200多篇,已出版《医海拾贝·卢永兵学术思想与经验》《广东名医卢永兵医案选》医著2部。有8项老年医学科研项目获揭阳市科技进步奖。

50多年来,卢永兵为传承发展中医药事业、为广大民众健康做出了巨大贡献。揭阳市委市政府授予他科技先进工作者、专业技术拔尖人才、优秀专家、名中医等荣誉称号。广东省人民政府授予他广东省名中医、白求恩式先进工作者、优秀中医药科技工作者、优秀中医工作者等荣誉称号。他还享受国务院特殊津贴,被评为共和国功勋人物(1949—2000),在全国公开发行个人肖像纪念邮票。

他是揭阳市医药界首位入选广东省揭阳市电视台"我是揭阳人"栏目的人物,是潮汕中医药界首位获得"潮汕星河奖"的名医。

全国媒体多次报道卢永兵的优秀事迹,《人民政协报》《健康报》《中国中医药报》《人民之声》《名医》《光明中医》《揭阳日报》《汕头日报》等报刊,以及揭阳市电视台曾19次专题报道他不忘初心、仁心仁术和牢记使命、传承发展中医药事业的优秀事迹。

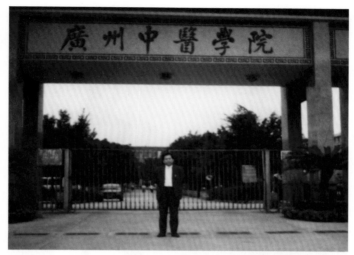

1962年9月始卢永兵在这所大学学习了6年，从此确立从医救人理想

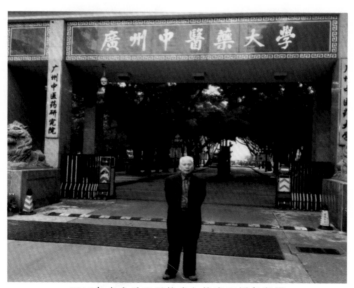

2016年卢永兵回母校参加校庆60周年留影

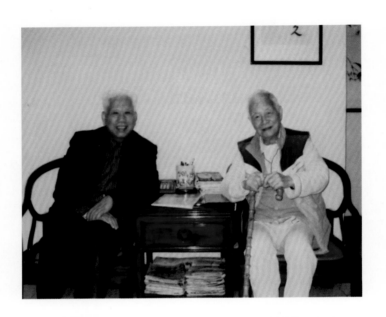

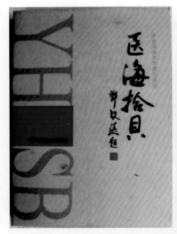
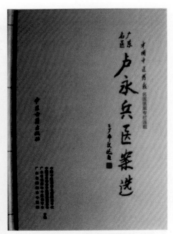

卢永兵与国医大师邓铁涛教授(右)合影及其题签的书名并作序

主 编

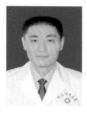

卢灿辉 中医内科主任医师，广州中医药大学兼职教授。广东省第十三届人大代表，揭阳市第六届人大常委会委员，农工党揭阳市委会主任委员，中华中医药学会老年病分会副主任委员。揭阳市中医药学会会长，揭阳市中医院院长。全国基层优秀名中医，揭阳市优秀专家和拔尖人才。

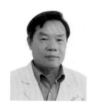

王烈泉 中医内科主任医师，广东省和揭阳市名中医。广东省揭阳市产业园第一人民医院原院长。广东省第十、十一届人大代表。广东省劳动模范，广东省第八届党代表。曾任中华中医药学会老年病分会副会长，揭阳市中医药学会第三届会长。

副主编

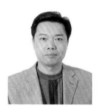

王凯波 广东省骨伤科主任医师，揭阳市中医院副院长，广东省和揭阳市名中医。广州中医药大学兼职教授，揭阳市中医药学会副会长。

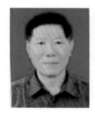

黄烈楷 广东省揭阳市岭南中医骨伤科研究院院长，著名骨伤科专家。揭阳市中医药学会副会长，揭阳市武术协会主席，广东省非遗南枝拳省级代表性传承人。获广东省好人、揭阳市玉德人物荣誉称号。

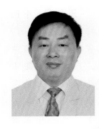

洪泽华 中医内科副主任医师，心血管内科专家，揭阳产业园第一人民医院业务副院长；中国老年学学会中医研究委员会副秘书长、岭南中医临床研究基地副主任，中华中医药学会中医研究委员会常委，广东省第八届中医药学会理事，广东省职业健康协会常务理事，揭阳市第四届中医药学会副会长兼秘书长，韶关学院医学院兼职副教授。2012年广东省百名优秀中医工作者，2014年揭阳市蓝城区第一届优秀专家拔尖人才，2016 年"南粤最美中医"。

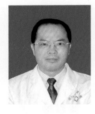

王钦和 中医内科主任医师，广州中医药大学兼职教授，广东省基层优秀中医工作者，揭阳市优秀专家和拔尖人才，揭阳好中医。揭阳市医学会风湿病专业委员会副主任委员。揭阳市中医院党委书记。

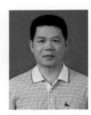

林汉平 中医内科主任医师，广州中医药大学兼职教授。揭阳市政协委员。广东省中医药学会糖尿病专业委员会委员，揭阳市中医药学会理事，揭阳市中医院内一科主任。

序

卢永兵主任医师出生于中医世家，毕业于六年制的广州中医学院（今广州中医药大学），是广东省名中医、揭阳市名中医，享受国务院特殊津贴。他连续多届担任中华中医药学会老年病分会副主任委员、高血压专业委员会主任委员、老年脑病专业委员会副主任委员，是著名中医老年病医学专家。广东省中医药管理局拨款为他设立传承工作室。《中国中医药报》为他设立"名医医案"专栏，"名医名方"专栏选载了他许多则验方。现在卢永兵传承工作室把他的验方和临床医案予以出版，这是传承他的学术思想及临证经验的好途径。

我祝贺此书出版，故乐而略书数言，以此为序。

李俊德

李俊德：中华中医药学会副会长、博士生导师。

编委会之音

卢永兵医师是广东省揭阳市中医院中医内科主任医师。广东省和揭阳市名中医，享受国务院政府特殊津贴。退休前为广东省揭阳市中医院院长、市科协主席。

卢老20世纪70年代在揭阳县中西医结合办公室任职时，看到人口老龄化加快，前瞻到老年医学的前景，开始重点研究老年医学。他创办揭阳中医院后，在粤东地区医疗系统中率先设立老年病专科，潜心研究老年病，做出了优异的成绩，是全国著名中医老年医学专家。他在中医老年医学界很受尊重，连续多届被选为国家级两个老年医学学术团体的副主任委员，是中医心脑血管病学科带头人。任职期间，他牢记使命，尽责尽力发展老年医学，先后筹办、主持了23场国际性、全国性中医、中西医结合防治老年病学术大会，并多次应邀在学术大会上作学术报告。《健康报》曾在"与衰老较量"一文中说"这在全国是较少见的"。更值得一提的是，在卢老退休后，中华中医药学会特别在他的故乡广东省揭阳市召开"2004年全国中医、中西医结合防治老年病学术大会"，并指定由他主持大会，借此褒奖他对老年医学做出的贡献。原卫生部副部长、原国家中医药管理局局长胡熙明教授莅临这场学术大会，并在大会高度赞扬卢永兵医师在老年医学做出的突出贡献。

2016年广东省中医药管理局拨款建设广东省名中医传承工作室，卢永兵医师的恩师、国医大师邓铁涛教授为揭阳市中医院书"广东省名中医卢永兵传承工作室"牌匾。

2017年初，《中国中医药报》对卢老的学术进行全面评估以后，专门为他开设"名医医案"专栏，定期连载他的临床验案一年，这是这家全国中医药界的权威专业报创办30年来首次为一位名医开设学术专栏，可见他在全国中医药界有很高的知名度。专栏登载卢老验案，都以大标题、大篇幅编辑，年终该报"精彩盘点"又以大篇幅回顾卢老医案主要篇名。专栏在中医药界的同仁中反响良好，有不少同仁建议把医案汇集成书出版。2018年6月，《广东名医卢永兵医案选》出版发行，他的恩师、102岁的邓铁涛教授题签书名并作序。

20多年来，卢老有十几则验方被《中国中医药报》选登在"名医名方"专栏上，并被编入《中国当代名医名方录》一书（北京：中国大百科全书出版社，2000）。入录的验方被国内同仁下载和引用。如"益气活血通络汤"被194次下载，26次被引用。近几年中医药界一些同仁建议把登载的验方配上验案汇集成书，更方便后学学习借鉴。现由卢老传承工作室选录《中国中医药报》"名医名方"专栏和"名医医案"专栏部分资料整理编为《广东名中医卢永兵名方医案选》出版，中华中医药学会副会长、博士生导师李俊德教授为本书题签书名并作序，编委会深表谢意。

在整理本书资料时，卢老说，学习古今名医名方，要师其法而不泥其方，重在传承创新。

当今的卢老，满头白发喜望杏林，年近耄耋，仍博古学今，继续为传承发展中医药事业努力奋斗。

目 录

名方医案篇

附 篇

名方医案篇

本篇选录卢老载于《中国中医药报》『名医医案专栏』及入选《中国当代名医名方录》的验方，并用之临床有效的医案与同道交流。

益气活血通络汤案

【组成】黄芪 100 g，丹参 15 g，三七 15 g，川芎 8 g，当归 8 g，红花 8 g，鸡血藤 20 g，桂枝 5 g，路路通 20 g，水蛭 5 g，全蝎 8 g，地龙 8 g，蜈蚣 5 g。

【功效】益气活血化瘀，祛风通络止痛。

【主治】卒中后遗症口眼㖞斜、肢体瘫痪，也治风湿日久肢体关节痹痛。

【用法】每日1剂，连煎2次，将2次药液混合，分2次温服。

【方解】黄芪为君，益气通脉，大剂量能升陷起痿。《医林改错》曰："半身不遂，亏损元气，是其本源。""元气一亏，经络自然亏虚，有空虚之隙，难免其气向一边归并；归并于右侧，左半身无气，无气则不能动，不能动，名曰半身不遂。"用大量黄芪立意在此。桂枝温通肢体经脉。三七、丹参、红花、当归、川芎补血活血化瘀止痛。三七化瘀止血，对血瘀与出血有双向作用。路路通、鸡血藤祛风通络利关节。《本草纲目》曰路路通能"舒筋络拘挛"。《饮片新参》曰鸡血藤能"去瘀血，生新血，流利经络"。水蛭、全蝎、地龙、蜈蚣化瘀祛风通络。《本草经百种录》曰水蛭"性迟缓而善入，迟缓则生血不伤，善入则坚积易破"。《本草求真》曰全蝎治"半身不遂，口眼㖞斜，语言蹇涩，手足搐掣"。《医学衷中参西录》曰蜈蚣"走窜之力最速，内而脏腑，外而经络，气血凝聚之处，皆能开之"。《滇南本草》曰地龙能"祛风，治口眼㖞斜，强筋治痿"。叶天士很重视应用虫类药物治疼痛痿废，他说："病久则邪正混处其间，草木不能见效，当以虫蚁疏通逐邪。"不论是缺血性卒中，还是出血性卒中，急性期后均以瘀为主，因而卒中后遗症可以益气活血通络论治。

【加减】血压偏高、头胀痛加葛根 20 g、杭菊花 15 g；腰膝酸软加熟地黄 15 g、牛膝 15 g、杜仲 10 g；血糖偏高加葛根 15 g、熟地黄 15 g、天花粉 15 g、萆薢 15 g；合并冠心病心绞痛加瓜蒌 20 g、薤白 10 g；有出血倾向去红花、川芎减半，加仙鹤草 50 g；健忘加石菖蒲 15 g、远志 10 g；痰多加半夏 10 g、胆南星 10 g；大便秘结加大黄 15 g（后下）。

【医案1】王某，女，65岁。

2006年6月3日诊。患者于15日前在家突然昏倒在地，不省人事，被送至某医院住院。CT检查诊断为右侧脑梗死。治疗1周后患者神志清醒，今日上午患者家属要求出院，请中医治疗。刻诊，患者面部、唇色晦暗，神清，体倦乏力，口眼向右歪斜，言语欠清，左侧肢体欠温、偏瘫，未能于床上移动，头晕头痛，咳痰、量少色白，口不苦，夜眠约3小时，纳差，大便5日未解，留置尿管导尿。

舌边尖有瘀斑、苔白厚，脉弦。血压 130/75 mmHg。处方：

黄芪 120 g	仙鹤草 50 g	当归 8 g	川芎 8 g
桂枝 10 g	秦艽 15 g	半夏 8 g	红花 8 g
水蛭 5 g	地龙 8 g	全蝎 8 g	丹参 10 g
三七 10 g	鸡血藤 30 g	山楂 15 g	草决明 50 g

7剂，每日煎服1剂，并结合针灸治疗

二诊：头晕头痛减轻，口眼㖞斜、言语不清改善，左侧肢体稍能屈伸，大便2日一解。已拔除导尿管，小便自通。效不更方，更进7剂。

三诊：头晕头痛、口眼㖞斜基本消失，言语清晰，无咳痰，左侧肢体能屈伸，夜寐5小时，二便正常。血压120/70mmHg。上方去半夏、草决明、秦艽、全蝎，给药7剂。

四诊：面部、唇色晦暗消退，头晕头痛消失，左手能端碗，能着地站立，睡眠饮食正常，舌边尖瘀斑变淡、苔薄白。上方去水蛭、地龙、红花，加牛膝 15 g，7剂。

五诊：左上肢能缓慢上举，搀扶下可短距离缓慢步行，其他症状基本消失，脉缓，守上方，进7剂。

六诊：左侧肢体活动基本正常，生活自理。处方：

| 黄芪 50 g | 红参 10 g（另炖） | 当归 10 g | 丹参 10 g |
| 三七 10 g | 桂枝 10 g | 牛膝 15 g | |

7剂，停针灸

七诊：患者身体恢复正常，上方继续给药7剂，2日煎服1剂。

八诊：患者身体康复。上方3日煎服1剂，2个月后电话告知身体康健。嘱上方3日煎服1剂，服2个月。发病至今19年仍健在。

【按】本例属缺血性卒中（卒中，中医称中风），急性期已过，进入恢复期，其风、痰、瘀、虚均明显，治应攻补兼施。方用秦艽、全蝎、半夏祛风消痰。用川芎、红花、当归、水蛭、地龙、丹参、三七活血化瘀养血。以桂枝、鸡血藤通经活络。方中之补，突出补气，以大剂量黄芪、仙鹤草大补元气。气为血之帅，气行则血行，使活血化瘀药更好地发挥作用。偏枯是一侧肢体气虚血弱不能受用所致，大剂量黄芪能起痿废。卢永兵曾在治疗老年痿证方中，黄芪用至300g，获良效。本例治疗过程随邪气消退，药物亦逐渐减量或删去。服药剂量也随症状减轻而减少，身体逐步康复，遂改用两三日一剂。康复以后，必须巩固治疗一段时间，以防复发。本病复发率很高，每次复发都比前次症状严重，很少见复发4次还能生存。卒中是当今全球人口死因的三大疾病之一，有发病率高、死亡率高、后遗症率高、并发症率高、复发率高的"五高"特点。发病率逐年上升，且逐渐年轻化。2018年12月19日刊登在英国《每日邮报》上的《全球1/4人口成年后卒中风险》一文指出，中国人患病风险最高。文章提醒全球医务人员和广大民众共同努力防治卒中。

【医案2】许某，男，75岁。

2008年10月6日诊。患者10日前于家中忽然昏仆在地，经家人扶起，神志欠清，不能言语，口眼向左歪斜，右半身肢体瘫痪，不能站立，二便失禁。即送往某医院，经脑部CT检查，诊断为左侧脑出血。医院采用保守治疗10日后神志清醒，患者要求转中医治疗。刻诊，患者面部、唇色晦暗，体倦乏力，口眼向左侧歪斜，口角流涎，言语不利，喉间有痰。右侧肢体偏枯、不能屈伸。胸闷，口微干苦，烦躁失眠，食少，大便结，小便失禁。舌红、边有瘀斑、苔薄黄，脉弦略数。血压150/100 mmHg。处方：

黄芪50 g	仙鹤草80 g	生地黄12 g	丹参10 g
三七12 g	水牛角50 g	草决明20 g	麦冬12 g
水蛭5 g	地龙5 g	杭菊花12 g	大黄10 g(后下)
半夏12 g	秦艽15 g	全蝎8 g	泽泻10 g
黄连8 g	牛膝15 g		
7剂，每日煎服1剂，并配合针灸治疗。			

二诊：头晕头痛，口眼㖞斜、言语不利、烦躁、胸闷均有改善，大便通，每日2次。效不更方，给药7剂。

三诊：头晕头痛基本消失，睡眠改善，口眼㖞斜、言语不利明显改善，口角无流涎，偏枯一侧肢体稍能移动，二便正常。血压 135/85 mmHg,上方去黄连、大黄，给药7剂。

四诊：头晕头痛、口眼㖞斜消失，言语正常，右侧肢体稍能屈伸，烦躁已退，睡眠正常，口不苦、舌苔正常。上方去生地黄、水牛角、草决明、秦艽、麦冬、全蝎，黄芪加至 120 g，加当归、桂枝各 8 g，鸡血藤 20 g，给药7剂。

五诊：面色、唇舌色泽正常，舌上瘀斑消退，体倦改善，胃纳增加，患手能端碗，下肢屈伸较有利，脉缓。血压 128/75 mmHg,上方去水蛭、地龙，给药7剂。

六诊：右上肢能上举，下肢于家人搀扶下可缓慢步行数步，上方给药7剂。

七诊：全身症状消失，活动自如，生活自理。上方去桂枝、泽泻、鸡血藤、杭菊花，给药7剂，停针灸治疗。

八诊：身体恢复正常，血压正常。处方：

黄芪 100 g	仙鹤草 50 g	丹参 10 g	三七 10 g
熟地黄 10 g	当归 8 g		

7剂，每日煎服1剂。

九诊：身体正常，嘱上方每2日1剂，服1个月。

十诊：身体正常，嘱上方每3日1剂。

1个月后告身体康复，嘱上方仍3日1剂，服2个月。

4个月后告身体正常。已过去10年，尚健在。

【按】本例为出血性卒中，就诊时风、火、痰、瘀、虚俱在，治宜熄风化痰，清热凉血，益气活血。治疗开始，以清热凉血、熄风化痰为主，补气之黄芪、活血通络之温药少用。在风、火、痰邪气去后，才重用黄芪，旨在突出补气活血通络。大黄通利二便，使邪毒有出路，牛膝益肾活血，引血下行，这3味药都有利于血压下降，本例自始至终也都有用活血药。有些学者见出血之病就忌用活血药，岂知出血之证也必留瘀。

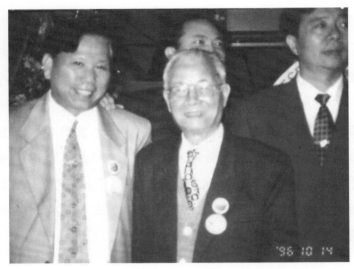

邓铁涛教授（中）和卢永兵医师（左）参加由国家中医药管理局组团的中国中医代表团前往澳大利亚参加1996年10月17日至19日的国际中医药学暨传统医学特色疗法学术交流大会

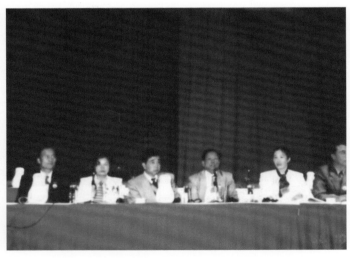

卢永兵医师主持第一场大会

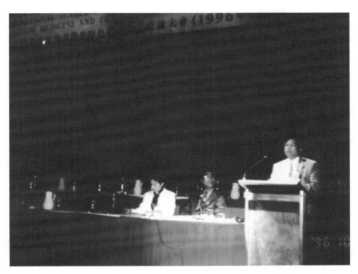

卢永兵宣读"益气活血通络汤治疗脑梗死观察"学术论文

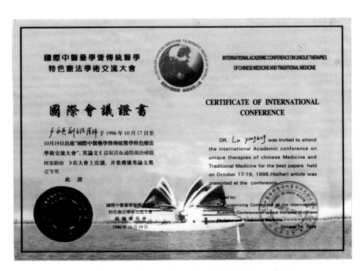

该医学论文被大会评为优秀论文一等奖

活血健肝汤案

【组成】三七15g，丹参15g，当归10g，白芍12g，生地黄10g，西洋参8g（另炖），黄芪12g，柴胡12g，香橼10g，虎杖15g，白花蛇舌草20g。

【功效】活血养血，疏肝解郁，益气养阴，清利湿热。

【主治】急慢性肝炎、肝硬化、肝肿瘤、肋间神经痛引起的胁痛、脘腹痛、嗳气、食少、体倦乏力、性情急躁、口干、小便短赤等症。

【用法】每日1剂，连煎2次，2次药液混合加入西洋参炖液，分2次温服。

【方解】肝主藏血，有贮藏和调节血液功能，因而也有称"肝主血海"。肝是人体内最大的实体器官，色泽鲜红，血量丰富，也有"血库"之称。肝藏血功能正常，则血足而血行流畅，若藏血功能失常，则血虚少而瘀滞。肝脏藏血功能失常致病，首先是理血，重点是活血补血，使肝脏血液充足、清畅。方中活血药有三七、丹参、当归。三七味甘、微苦，性微温，主入肝经，有活血消肿、止血止痛作用。它集活血和止血双重功效，使活血而不伤新血，止血而不留瘀，是理血中之良品。李时珍称它是理血中的"圣药"，张锡纯说它是"妙品"。在方中它既是活血药中的主药，也是本方的君药。丹参味苦、性平，入心肝二经。有活血和血功效，药性平和。《明理论》和《本草汇言》都有"一味丹参，功同四物"之说，但实际上它没有补血功效，是以通为补之理，在需补血时，不能以此一味代之。本方理血药的第二类是补血，当归、白芍即是。当归主入心肝二经，能补血活血。白芍味酸，专入肝经，有养血补血、柔肝敛阴、缓急止痛功效。《玉楸药解》曰其"善治厥阴，肝郁风动，能疏泄肝胆之火"。当归、白芍、生地黄三味配伍，补养阴血，柔润不燥。第三类理血药是益气促进血运，改善血循环。气为血帅，临床在应用活血补血中，要配用补气药促进血运，则事半功倍，方中西洋参益气养阴，与黄芪配伍共同补气，甚为平和。

肝的第二大功能是主疏泄，调理气机升降正常，气顺则血流畅不滞。肝疏泄失常致病，应疏肝解郁，理顺气机。方中柴胡，主入肝胆经，能疏肝解郁升阳。《本草经疏》曰"凡有结气皆能散之"。《医学启源》曰其能治"心下胸膈中痛……引胃气上升"。《简明中医辞典》曰其"对肝功能障碍有保护作用"。因此在疏肝解郁药中，临床应用频率最高。本方主治各种病证常有湿热滞留，方中虎杖、白花蛇舌草能清热利湿解毒。虎杖味苦、酸，性凉，主入肝经，有清热解毒、活血化瘀、通利二便之功效，故有活血龙、土大黄的别称。白花蛇舌草味甘、淡，有清热解毒、利水退黄之功效。本品在消化系统及泌尿系统湿热为患的急慢性炎症中应用最广，药性甚为平和。两药配伍应用，通利二便，使湿热邪毒有通路。从上方药物分析可以看出，本方诸药药性都较为平和，用药很注意柔肝，如方中白芍、香橼、虎杖均有酸味，酸能柔肝敛阴，符合肝脏生理特点。

【加减】脘腹胁痛明显加郁金10 g；食少便溏加白术10 g、山楂15 g；大便干结，虎杖加至40 g；目黄、肤黄加溪黄草20 g、金钱草20 g。头痛、目赤、耳鸣加黄芩10 g、杭菊花12 g；面部、唇舌色泽㿠白加阿胶10 g（烊）、大枣20 g；肝脾大加鳖甲30 g；肝胆有结石加金钱草20 g、海金沙15 g、鸡内金15 g；头晕目暗加枸杞子15 g、杭菊花10 g；潮热、手足心热加牡丹皮10 g、地骨皮10 g；胸闷加百合15 g、麦冬10 g。

【医案】 王某，男，61岁。

2003年5月8日诊。5年前患急性乙型肝炎，在某医院住院治疗半个月，症状、肝功能好转后出院。此后没有继续服药治疗，且长期饮酒。近年每年都到医院住院治疗一次。半个月前出现厌食、腹胀、下肢轻度水肿，到某医院检查，诊断为慢性乙型肝炎、肝硬化。治疗10日，症状及肝功能检查未见明显好转，要求出院，请中医治疗。现面部、唇舌色泽晦暗，头晕目暗，体倦乏力，食少，厌油腻，右胁、胃脘胀痛，食则更甚，便溏，溲短赤，腰膝软弱，性功能减退，时有梦遗，下肢轻度浮肿。口苦，舌尖边布满瘀点、苔薄黄腻。处方：

三七 15 g　　丹参 10 g　　赤芍 10 g　　柴胡 15 g

香橼 10 g　　虎杖 30 g　　溪黄草 20 g　　白花蛇舌草 20 g

大腹皮 8 g　　山楂 15 g　　黄芪 10 g　　茯苓 12 g

半夏 8 g　　白术 8 g　　鳖甲 30 g

7剂，每日煎服1剂。

二诊：胁、脘胀痛减轻，食增，大便条状，下肢浮肿消失。效不更方。给药7剂。

三诊：胁脘胀痛明显减轻，胃纳增，口不苦，舌苔正常。上方去半夏、大腹皮，溪黄草、白花蛇舌草减半，黄芪增至 20 g，加熟地黄、党参各 12 g，山茱萸 10 g。给药7剂。

四诊：胁、脘胀痛消失，胃纳正常，头晕目暗、体倦乏力减轻。面部、唇舌晦暗消失。上方去虎杖、赤芍。给药7剂。

五诊：全身症状基本消失，肝功能正常，乙肝表面抗体阳性。上方给药7剂。

六诊：自觉身体基本正常，舌上瘀点消失。给上方之药7剂，2日煎服1剂。

七诊：自觉身体正常，性欲也有改善。嘱上方3日服1剂。

2个月后电话报告在当地医院检查，肝功能正常，身体也无不适。嘱上方仍3日服1剂，服10剂巩固疗效。

【按】本例是肝郁脾虚，气滞血瘀，又兼有肝肾亏

15

虚，湿热滞留之证。先行疏肝理脾，行气解郁，活血化瘀，兼清利湿热，以促进饮食。病已日久，虚实夹杂，虽有湿热滞留，但宜用淡渗清利之品，切勿用大苦大寒之药，以免又伤胃气。首诊方中用虎杖、白花蛇舌草、茯苓、溪黄草清利湿热。这4味药性味都比较平和，虎杖、白花蛇舌草、茯苓3味药已在方解介绍，此病例加溪黄草，是该病例在他院检查时，黄疸指数偏高。溪黄草性凉，入肝经，有清热利湿，凉血退黄功效。《常用中草药彩色图谱》中曰其有"清肝利胆，退黄利湿"之效。黄疸多是湿热为患，清利湿热是退黄之法。本例首方效活血健肝汤，用三七、丹参、赤芍、虎杖凉血活血化瘀，也以活血化瘀贯终。卢永兵治肝病，擅用活血法获效。他曾在1994年4月，参加由全国人大副委员长吴阶平教授任团长，国家中医药管理局局长胡熙明教授任副团长的中国医学代表团，前往美国参加"世界传统医学大会"，他的医学论文《肝炎活血论治》获大会金奖二等奖。

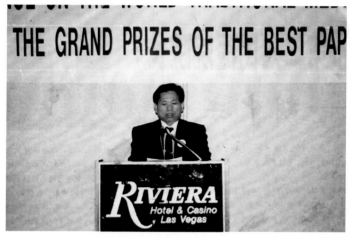

卢永兵医师在大会宣读医学论文"肝炎活血论治",并被大会组委会评为优秀论文金奖二等奖(大会未评一等奖)

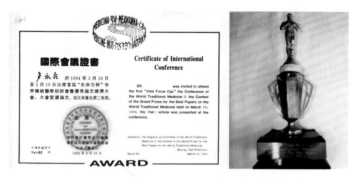

金奖二等奖证书与奖杯

活血养心安神汤案

【组成】合欢花 20 g，含羞草 30 g，花生叶 50 g，丹参 20 g，三七 10 g，川芎 10 g，太子参 30 g，浮小麦 30 g，大枣 10 枚，炙甘草 15 g，五味子 15 g，葛根 20 g，麦冬 15 g，石菖蒲 15 g，远志 15 g，柴胡 15 g。

【功效】活血益气，养心安神。

【主治】中老年人失眠、多梦、易醒、头晕头痛，记忆力减退，耳鸣，心悸，心情抑郁，口燥咽干，胃纳差。舌红少苔、舌有瘀点或瘀斑，脉细涩。

【用法】每日煎服1剂，晚间睡前1小时温服。

【方解】中老年人由于疾病困扰或生活环境不称心，出现难入睡，或易醒，甚或彻夜不眠，产生体倦乏力、头晕头痛、耳鸣、记忆力减退、心情苦闷、心悸、胃纳不佳等诸多症状，严重影响工作效率和生活质量。这主要是由于气郁血瘀，气虚阴亏，致气血阴阳失调，使心脑供血不足，失其所养所致。方中柴胡、合欢花疏肝解郁散结。丹参、三七、川芎活血养血化瘀，增进血运，改善微循环；三药合用，活血化瘀，养血而不伤新血。老年人血瘀证，宜用活血和血之品，不宜使用破瘀攻逐之药。丹参有"一味丹参，功同四物"之美称，是活血药中之上品。李时珍谓三七是理血之最珍贵者。张锡纯曰"三七化瘀而不伤新血，允为理血之妙品"。川芎活血行气止痛，是治疗头痛头晕之良药。太子参益气养心，是补气药中平和之品。太子参、麦冬、五味子是生脉方，合甘麦大枣方，同是养心之剂。中医学认为：心与脑同主精神、意识，是调整睡眠的主要器官。通过养心能达到安神目的。合欢花、花生叶、含羞草镇静安神。石菖蒲、远志散结益志。葛根升清阳，上行于脑。

【医案】钟某，女，68岁。

2007年9月3日诊。患者5年前患心肌梗死，近两年经常失眠多梦，有时彻夜不眠，胸部不定期闷痛，常心悸不安，头晕，时有头痛，记忆力减退。刻诊闷热感，有时需深呼吸后才觉舒畅，乏力，面色晦暗，表情焦虑，口微干，饮食稍减，二便基本正常。舌苔少、舌尖有瘀点，脉细缓。处方：

合欢花 20 g	三七 10 g	丹参 10 g	含羞草 30 g (鲜，自备)
太子参 30 g	麦冬 15 g	川芎 10 g	花生叶 50 g (鲜，自备)
浮小麦 30 g	葛根 15 g	大枣 20 g	五味子 15 g
炙甘草 15 g	远志 12 g	柴胡 15 g	百合 15 g
生地黄 10 g	石菖蒲 15 g		

7剂，每日1剂，连煎2次，2次药液混合，分2次温服。

二诊：胸闷、心悸减轻，睡眠改善，每晚能睡3小时，梦较少，口不干。效不更方，再服7剂。

三诊：乏力减轻，每晚能睡4小时，睡得较安稳，记忆力有所改善，饮食基本正常，面部、唇舌色泽正常。上方去生地黄、百合。服7剂。

四诊：胸闷、心悸消失，心情舒畅，睡眠基本正常，无头晕头痛。嘱2日煎服1剂。

1个月后电话告知身体正常。

【按】原有心肌梗死，心闷痛又常发作，负担过重，焦虑过度，逐渐失眠、健忘。心为君主之官，主神明。头为元神之府，精明之府，是人体最主要的两个器官，共主精神、意识、神志、行为。心脏有病，久之必影响于脑，治脑之病，应重视心脑同治。本例乏力胸闷，常需深呼吸才觉舒畅。心悸，此为心气不足。面色晦暗，舌有瘀点，胸痛，头痛，此是瘀。方用合欢花、柴胡配百合地黄汤疏肝解郁，养阴清心。用三七、丹参、川芎活血和血，化瘀止痛。用甘麦大枣方、生脉方益气养心。用含羞草、花生叶养脑安神。全方虽无重镇之品，但获良效。失眠一症，原因诸多，属难治病症，需治本调理。心理治疗与药物治疗相结合，才能获良效。

益气养阴活血补心汤案

本方为生脉散（《内外伤辨惑论》）和甘麦大枣汤、百合地黄汤（《金匮要略》）以及卢老验方"参七冲剂"组合而成。

【组成】西洋参10 g(另炖)，生地黄10 g，麦冬12 g，五味子10 g，丹参12 g，当归8 g，赤芍12 g，三七10 g，百合15 g，炙甘草15 g，浮小麦20 g，大枣6枚。

【功效】益气养阴，活血通脉。

【主治】冠心病、高血压性心脏病、肺心病、风湿性心脏病，以及先天性心脏病引起的心悸，怔忡，胸闷痛，烦热，神疲，体倦乏力，声低懒言，动则气喘气急，失眠，多汗，口干，唇色暗或舌尖边有瘀点、瘀斑、少苔或有裂纹，脉细结代。

【用法】每日1剂，连煎2次，所煎药液与西洋参液混合，分2次温服。

【方解】西洋参味甘微苦，性凉，含人参皂苷，能益气养阴，主入心经，凡要用人参而不受人参温补者，均可用此。三七、丹参、赤芍活血止痛，三药是活血化瘀中药性较缓和者，适用于老年血瘀证。三七主含三七皂苷，甘微苦，性平，既能活血，又能止血，且有明显止痛作用，药理学研究证明三七有明显扩张冠状动脉，减少心肌耗氧量，减轻心肌负担等作用。张锡纯称它为"理血佳品"。

丹参"功同四物"活血养血。赤芍味甘酸，性凉。《名医别录》《本草疏经》曰其能"通顺血脉"。麦冬、生地黄、百合、五味子，滋养心之阴液。炙甘草、大枣、浮小麦甘润清补心气，养心安神。西洋参、三七两药组方是卢老的验方，名为"参七冲剂"，可作为心血管的预防保健和治疗用药。若为保健用，西洋参、三七各半，研末，每日冲服5～10g；若为治疗用，心气虚者，西洋参7份、三七3份；若胸闷痛明显、则三七6份、西洋参4份，研末，每日服3次，每次10g。

【加减】 胸闷痛严重者，三七加至20g；痰多者加半夏8g、川贝母10g；胃纳差者加山楂15g、麦芽20g；下肢水肿者加泽泻10g、白茅根15g；贫血者加阿胶10g（另烊）、制何首乌15g、白芍12g。

【医案】 王某，女，65岁。

2010年10月5日诊。患者10年前因鼻咽癌行手术治疗。近月来觉气短、乏力，动则汗出、心悸，剑突上偏左位置常有隐痛，严重时痛掣背部，时有头晕，口微干、苦，睡眠、饮食基本正常。大便结、两三日1次，面色稍晦暗。舌尖有瘀点、苔正常，脉细缓。血压105/60 mmHg。心率56次/min，心电图示：T波低平，心肌劳损。心脏彩超示：二尖瓣、三尖瓣关闭不全，左心室舒张功能减退。处方：

> 西洋参 10 g (另炖)　黄芪 15 g　　生地黄 12 g　麦冬 12 g
>
> 五味子 10 g　　　丹参 10 g　　三七 10 g　　郁金 10 g
>
> 当归 5 g　　　　瓜蒌子 20 g　百合 12 g　　炙甘草 20 g
>
> 浮小麦 30 g　　　大枣 20 g
>
> 7剂，每日1剂，连煎2次，2次药液混合，加入另炖西洋参液，分2次温服。

二诊：胸背痛基本消失，头晕、乏力、汗出减轻，大便顺畅，心率 65次/min，效不更方，再服7剂。

三诊：胸背痛消失，其他诸症明显减轻。面色唇舌正常，心率 68次/min。上方去郁金、瓜蒌子，每2日煎服1剂。1个月后电话告知身体正常。嘱每3日服1剂。2个月后电话告知身体健康。

【按】心为君主之官，主血脉，心气足，血充盈，气血运行顺畅，人则安康。本例为气虚血瘀阴虚型冠心病，应益气活血育阴治之。本例用此方加黄芪协同补气，加瓜蒌子、郁金解郁散结止痛，润肠通便。方中参芪、生脉汤、甘麦大枣汤益气养血补心，心气足则血脉运行顺畅，短气、乏力、心悸、汗出诸症可解，痛症可除。治疗气虚血弱老年人慢性病，组方注意平和，本方正体现了这点。

活血通脉汤案

【组成】丹参20 g，三七15 g，赤芍10 g，葛根30 g，天麻12 g，黄芪30 g，制何首乌20 g，女贞子20 g，半夏6 g。

【功效】活血化瘀，益气养血，滋肾豁痰。

【主治】脑动脉硬化症、高脂血症和高脂蛋白血症之头晕、眼花、头痛、脑鸣、耳鸣、健忘、体倦乏力、腿膝酸软、语言不利、注意力不集中、失眠或嗜睡、肢体麻木、反应迟钝等。

【用法】每日1剂，连煎2次，煎得药液 400 mL，分2次温服。

【方解】"老年多瘀""久病多瘀"。临床观察，老年脑动脉硬化症、高脂血症和高脂蛋白血症，多呈痰、虚、瘀，虚实夹杂。上述三病除普遍存在血瘀证外，血液流变学检查血黏度也普遍增高，呈"黏、凝、滞"状态。治疗主要应活血化瘀，改善血循环，软化血管，促进脂质代谢正常。方中丹参有调气化瘀养血功效。《本草汇言》曰其"善治血分，去滞生新，调经顺脉"。《滇南本草》说其能"补心定志，安神宁心，治健忘怔忡，惊悸不寐"。三七有活血止痛功效，张锡纯谓其"化瘀血而不伤新血，为理血妙品"。赤芍，《名医别录》曰其能"通顺血脉，散恶血"。三药结合，有活血化瘀、调气止痛、通脉定志功效，是扩张血管、改善血循环、消除血瘀证主药。天麻熄风定眩,有"定风草"之美称。葛根升清阳解肌,协助扩张血管,并有解除血管痉挛作用,是治清阳不升之头晕头痛良药。气为血帅,血瘀气虚,黄芪补气健脾,《本草逢源》曰其能"通调血脉,流行经络",《本草疏证》曰其"凡营卫间阻滞,无不尽通",大剂量黄芪与丹参、三七、赤芍配伍,能更好地促进血运,改善大脑缺血缺氧,对消除血瘀证有很好的协同作用。脾主运化,为生痰之源,黄芪能补气健脾。半夏燥湿祛痰,脾健痰湿自化,促进体内脂质代谢正常。制何首乌、女贞子养血滋肾,补髓海,软化血管,降低胆固醇、三酰甘油。

【医案】徐某,女,68岁。

2011年7月31日诊。患者高血压病史3年。2个月前开始常头晕,时有头痛。20日前到某综合医院检查诊断为脑动脉硬化症、脑萎缩。治疗半个月,未见明显好转。昨日突发头晕目眩,险些跌倒。家人予测血压正常。昨夜眠不安,今晨起后仍头晕,全身乏力,心悸,腰膝酸软。遂来诊,刻诊见面部、唇舌色晦暗,眩晕,胸闷心悸,体倦乏力,腰膝酸软,口不苦、微干,纳差。舌边有齿印、瘀斑,苔薄白,脉弦细。血压 120/75 mmHg。处方:

丹参 15 g	三七 10 g	赤芍 10 g	黄芪 30 g
党参 15 g	川芎 8 g	天麻 15 g	葛根 30 g
熟地黄 12 g	半夏 8 g	白术 10 g	麦冬 12 g
五味子 10 g	枸杞子 12 g		

7剂,每日煎服1剂。

二诊：头晕、体倦乏力、腰膝酸软减轻，胃纳增加。效不更方，再进7剂。

三诊：眠安，胸闷心悸消失，胃纳、二便正常。头晕、体倦乏力、腰膝酸软明显减轻，口不干不苦。上方去半夏、白术，给药7剂。

四诊：头晕、腰膝酸软、体倦乏力消失，面部、唇舌色泽正常。舌边齿印消失、瘀斑色淡。上方去赤芍、葛根，加当归8g，给药7剂。

五诊：自觉身体基本正常，血压正常，脉缓。上方7剂，2日煎服1剂。

六诊：身体恢复正常。上方再给药7剂，3日煎服1剂。

1个月后电话告知身体正常，嘱上方3日服1剂，服10剂。2个月后身体恢复健康。

【按】本例为气虚血瘀、心脑供血不足所致。心主血脉，头为元神之府，本例以头部症状为主，也有心脏症状，应脑心共治。首诊处方应用活血通脉汤基本方加生脉饮、半夏白术天麻汤和益脑髓之熟地黄、枸杞子。自始至终都以益气活血益肾为主。脑动脉硬化症已是常见病，来之渐，去之慢，在症状明显改善之后还应嘱间歇服药巩固疗效。

仙芪活血健脑汤案

【组成】仙鹤草50g，黄芪30g，丹参15g，三七15g，白芍15g，川芎10g，当归10g，熟地黄15g，枸杞子15g，红参6g，桂枝8g，天麻12g，葛根15g，石菖蒲15g。

【功效】补气活血，益肾健脑，养心安神。

【主治】老年高血压、中风、脑动脉硬化症以及脑萎缩之头晕、头痛、健忘、失眠等。

【用法】每日1剂，连煎2次，首次清水900mL煎至150mL，第2次清水500mL煎至100mL，2次药液混合后分2次温服。

【方解】方中仙鹤草为君，有止血活血、益气养心之效。其药性较为平和，临床大剂量应用未见明显不良反应。黄芪、红参益气，丹参、三七、川芎、当归活血化瘀养血。白芍、熟地黄、枸杞子益肾填髓，川芎、天麻祛风止眩，葛根升清阳，红参、桂枝、石菖蒲益气以通心脉。

【加减】高血压加杭菊花15g、珍珠母30g、牡蛎30g、钩藤20g；头痛明显加白芷10g、藁本10g；中风偏瘫加水蛭5g、地龙10g、蜈蚣5g、路路通15g；健忘加益智15g、远志12g；失眠加炒酸枣仁30g、合欢花20g、茯神15g；痰多加半夏15g、胆南星10g；纳差加白术12g、麦芽15g；兼有冠心病心悸、胸闷痛加炙甘草20g、五味子15g、瓜蒌子20g、麦冬15g。

【医案1】钟某，女，61岁。

2010年2月3日诊。3年前脑梗死，3个月前又复发。现面色晦暗，表情低落，常失眠、夜睡1小时，有时彻夜不眠，夜无宁刻，头痛头晕，记忆力减退，体倦乏力，四肢肌力基本正常，饮食减少，二便正常。唇舌有瘀斑、瘀点，舌边有齿印，苔薄白，脉细缓。处方：

仙鹤草60 g	黄芪30 g	红参10 g (另炖)	当归10 g
熟地黄12 g	川芎10 g	桃仁10 g	红花10 g
石菖蒲12 g	三七10 g	桂枝8 g	天麻10 g
丹参10 g			

7剂，每日煎服1剂。

二诊：头痛、头晕减轻，睡眠改善，夜能睡2小时，效不更方。给药7剂。

三诊：头痛、头晕基本消失，夜能睡3小时，少梦，乏力、食欲改善。原方再服7剂。

四诊：全身症状基本消失，夜能睡5小时，面部、唇舌色泽正常，舌上瘀斑、瘀点、齿印消失。上方去桃仁、红花、川芎、桂枝，服10剂。

半个月后来电话告知身体正常。

【医案2】黄某，男，69岁。

2013年2月5日诊。患者1个月前被汽车撞倒在地，不省人事，在某医院诊断为脑部出血，外科手术后10日清醒，住院1个月。现右侧头部常刺痛，夜卧不宁，平均每夜睡不到1小时，头常晕，性情急躁，体倦乏力，动则心悸，饮食减少，大便干结、三四日1次，小便正常。口微干，舌紫瘀、舌边有齿印、苔正常，脉弦缓。血压145/95 mmHg。处方：

仙鹤草60 g	黄芪30 g	当归10 g	生地黄12 g
丹参10 g	三七10 g	川芎12 g	天麻12 g
石菖蒲12 g	桂枝8 g	麦冬12 g	五味子10 g
决明子50 g（打）			

7剂，每日煎服1剂。

二诊：头痛减轻，睡眠稍改善，每晚睡2小时。大便正常，血压135/85 mmHg。上方去决明子，7剂。

三诊：头痛、头晕基本消失，每夜能睡4小时，乏力、心悸减轻，舌紫瘀消退，血压正常。上方去川芎、桂枝、五味子，熟地黄易生地黄，加枸杞子12 g，7剂。

四诊：身体基本恢复正常。上方去仙鹤草。给药7剂。

半个月后电话告知身体康复。

【按】两例病位均在头部，一例是脑梗死，一例是脑外伤出血。梗塞留瘀，出血后亦留瘀。头为元神之府、精明之府，瘀阻脑之脉络，元神受损，则失眠、头痛、头晕。因此治应活血化瘀为主。气为血帅，血随气转。两例均有气虚之症，应投补气之品，带活血化瘀药循环全身，才能促进血运以化瘀。清代王清任治因瘀失眠，以活血化瘀获良效。瘀去神安后则减轻活血药，加入益肾养脑之品以善后。

瓜蒌百合汤案

【组成】瓜蒌 20 g，百合 20 g，生地黄 12 g，合欢花 12 g。

【功效】宽胸散结，清心除烦，生津润肺。

【主治】肺心病、冠心病、抑郁症之胸部郁闷、烦热、痹痛、情绪不畅、神思恍惚、失眠多梦、心悸、饮食无味、口干不渴、舌红少苔、脉略数或弦。

【用法】每日1剂，连煎2次，首次清水 800 mL 煎至 150 mL，第二次清水 500 mL 煎至 100 mL，2次药液混合，分2次温服。

【方解】本方瓜蒌为君药，瓜蒌入药有瓜蒌、瓜蒌子、瓜蒌皮，三药均有宽胸散结、清肺化痰功效，瓜蒌子兼有润肠通便作用，瓜蒌皮长于利气宽胸，本方用瓜蒌、瓜蒌皮、瓜蒌子之功效全具之。药理学研究，瓜蒌有扩张冠状动脉，增加动脉血流量的作用，也有增加耐缺氧能力。临证治疗心肺痰热郁结于胸部致胸闷、胸痛有很好的功效。《金匮要略》治疗心痹名方瓜蒌薤白白酒汤，就是以瓜蒌为君药，治疗胸阳不能输布的胸痹证。方中百合、生地黄为臣药，两药结合是百合地黄汤，百合、生地黄均主入心、肺二经，能清心润肺，是治疗百合病的名方。百合病的病因是七情郁结，症见神情不宁、沉默少言、欲睡不能睡、欲行不能行、欲食不能食、似寒非寒、似热无热，症同现代医学的抑郁症。方中佐药是合欢花，功效是理气解郁、养心安神、和络止痛。本方4味药性味都较平和，均能入心肺经，对心肺阴虚，虚热郁结于胸部，致胸闷不舒，情绪不安者，通过四药结合，舒畅胸部，解除诸症，故名曰舒胸汤。当今患抑郁症者不少，用本方治疗，结合心理咨询引导，有明显疗效。

【加减】咳嗽痰黏、痰黄者加桑白皮15g、知母10g；胸部、胁部、剑突下闷痛明显者加郁金10g、丹参10g；睡眠质量差者加炒酸枣仁30g、含羞草50g；饮食减少者加山楂15g、麦芽15g；大便干结、腹胀者，瓜蒌改为瓜蒌子30g，加枳壳10g；头晕者加杭菊花、白芍各15g；耳鸣者加牡蛎、珍珠母各30g；全身乏力者加西洋参10g（另炖）；腰膝酸软无力者加桑寄生30g、牛膝15g；午后潮热、盗汗者加地骨皮12g、浮小麦30g；心悸不安者加西洋参10g（另炖）、麦冬12g、五味子10g。

【医案1】张某，男，63岁。

2013年8月2日诊。患者1个月前因饮酒过量，当晚胸闷痛、头痛、失眠，症状持续3日。几天后听说一亲戚因心肌梗死去世，疑自己可能得此病，遂去卫生院就诊，服药1周未见效。15日前到某医院住院，经血液检验、心电图、彩色B超、CT等多项检查，未发现异常，虽有输液服药治疗，症状未减，要求出院。现症见面色红，胸烦闷、热痛，少咳，少痰、质黏色淡黄，心悸，两胁时有疼痛，失眠、时而彻夜不眠，时能入睡1小时、梦多，头晕，乏力，手足心热，食少、饮食无味，大便干结、三四天1次，小便微黄。唇舌红，舌边有瘀斑、少苔、色微黄，脉细略数。处方：

> （1）瓜蒌子25 g   百合20 g   生地黄12 g   玄参12 g
>
>   牡丹皮10 g   丹参10 g   黄芩10 g   黄连5 g
>
>   麦冬12 g   柴胡15 g   郁金10 g   合欢花15 g
>
>   7剂，每日煎服1剂。
>
> （2）每晚睡前服舒乐安定1片。

二诊：胸胁闷痛明显好转，睡眠改善，每晚能睡4小时，饮食稍增，大便通畅，面部、唇、舌色泽正常，脉缓。上中药处方去黄芩、黄连，瓜蒌子减至15 g，加南沙参15 g。给药7剂。停用舒乐安定。

三诊：睡眠基本正常，每夜睡5小时左右，头痛、头晕消失，胸胁烦热疼痛已解，无心悸，饮食、二便正常。面色、唇舌正常。手足心热消失。上方去柴胡、郁金。给药7剂。

10日后来电话告知身体正常。

【按】本例为饮酒过量，痰热积于胸中，久则伤阴，焦躁不解所致。病属虚实夹杂。治以瓜蒌子用量较大为君，以止咳化痰，舒胸散结，润肠通便。用黄芩、黄连清心肺之火，生地黄、百合、玄参、牡丹皮、丹参育阴化瘀。柴胡、合欢花、郁金疏肝解郁止痛。烦热、胸胁疼痛解除后以益气养阴、舒胸活血巩固疗效。

【医案2】杨某，男，67岁。

2015年3月9日诊。患者平素喜烟酒，常咳嗽。1个月前突然剧烈咳嗽、多痰、胸痛，在某医院诊断为急性支气管炎，住院治疗1周，症状明显改善出院。此后还常有咳嗽、少痰，烟酒未戒。前天晚上陪宴。当夜1时后剧烈咳嗽、多痰，气喘气急，胸闷痛。现面部唇舌色红，口苦口干，咳喘，痰多色黄黏，胸闷热疼痛，心悸，胁胀痛，大便3日未解，小便赤，舌边有瘀点、苔黄腻，脉弦略数。处方：

瓜蒌子25 g	百合15 g	生地黄12 g	玄参10 g
麻黄10 g	杏仁12 g	石膏60 g	知母10 g
川贝母10 g	甘草5 g	葶苈子20 g	黄芩10 g
麦冬10 g	鱼腥草20 g		

7剂，每日煎服1剂。

二诊：痰、咳、气喘、胸闷热均减轻，大便通，面部、唇舌色红已退。原方再给药3剂。

三诊：少痰、色白，少咳，气喘气急消失，胸胁闷热疼痛已缓解，无口苦。苔正常，脉缓。方去麻黄、杏仁、石膏、知母、葶苈子，瓜蒌子减至15 g。给药7剂。

四诊：少咳，少痰，胸微闷、心悸消失。处方：

瓜蒌子15 g	百合15 g	生地黄10 g	麦冬10 g
南沙参15 g	鱼腥草15 g	丹参10 g	黄芪10 g
五味子10 g			

7剂，每日煎服1剂。

五诊：全身症状基本消失，上方去鱼腥草，再给药7剂。

10日后电话告知身体康复。嘱上方每2日煎服1剂。1个月后告知身体正常。

【按】本例原是慢性支气管炎，酒宴后又急性发作，肺热明显，用瓜蒌百合汤合麻杏石甘汤加黄芩、鱼腥草、葶苈子等泻肺热，化痰平喘。热去、痰少、喘平后，以瓜蒌百合汤合生脉散加黄芪、丹参，以益气活血。症状消失后，以此方治疗一段时间以巩固疗效。

活血育阴潜阳熄风汤案

【组成】熟地黄15g，玄参12g，麦冬12g，白芍15g，五味子10g，牡丹皮10g，丹参10g，天麻12g，珍珠母30g，西洋参10g（另炖），牛膝12g。

【功能】滋阴潜阳，益气活血，熄风平压。

【主治】用于治疗原发性高血压、脑动脉硬化症、脑萎缩引起的眩晕、头痛失眠、耳鸣脑鸣等症。

【用法】每日1剂，连煎2次，2次药液与西洋参液混合，分2次温服。

【方解】熟地黄滋肝肾之阴、益血为君药；玄参、白芍、麦冬、五味子助熟地黄养阴敛阴；牡丹皮、丹参、怀牛膝、白芍活血和血，西洋参益气养阴，天麻、珍珠母熄风潜阳。大多数高血压引起的头晕、头痛是由于肝肾阴虚，虚火与虚风上浮，血运失常所致。因此治以滋阴潜阳、活血熄风为要。方中熟地黄滋养肝肾之阴，又有玄参、白芍、麦冬、五味子辅助益阴敛阴，阴足则阳不会上浮，虚风也不会产生。治疗原发性高血压所致之头晕头痛，调整阴阳至为重要。方中熟地黄、白芍既滋阴，又能养血，是治疗高血压头部晕痛的好药。天麻能熄风定晕，是治疗虚风的妙品。《本草纲目》曰："诸风掉眩，非天麻不能治。"《本草正义》曰："天麻能平静镇定，养液以息内风，故有定风草之名。"用牛膝意在益肾活血，引血下行。心主血脉，主神明，头为元神之府，精明之府，是人体最重要的器官，共主神明、意识。一方有病，互为影响，尤其高血压对心脉功能影响更大，因此治疗高血压要注意护心。方中西洋参、五味子、麦冬是生脉散，能益气养阴，心气平和则促进脑之气血平和。

【加减】头项均痛加葛根 20 g，颠顶痛加藁本 8 g，偏头痛加柴胡 12 g；失眠严重加炒酸枣仁 30 g；耳鸣严重加磁石 30 g；脑鸣声大、口苦加杭菊花、钩藤、龙胆各 15 g；脑鸣声低加枸杞子 10 g、制何首乌 12 g；胃纳差加山楂 10 g、白术 15 g；痰多加半夏 15 g；大便干结加草决明 30 g；小便赤加泽泻 15 g；有糖尿病加天花粉、黄连各 10 g；胸闷痛、心悸加瓜蒌 15 g，三七、炙甘草各 10 g。

【医案】徐某，女，68岁。

2016年6月6日诊。患者近10日来头晕头痛、睡眠欠佳，昨晚上厕所时突然昏倒在地，约三四分钟后自己坐起，慢步上床睡觉，今晨起床时头晕目眩。现面色晦暗，头晕目眩，少许头痛，脑鸣、耳鸣如蝉鸣声，体倦乏力，心悸，胸闷痛，胃纳差，大便干结、3日1次。口干微苦，唇舌略红，舌尖边有瘀斑、少苔。脉弦。血压：195/115 mmHg。CT检查示：脑萎缩。经颅多普勒检查示：脑动脉硬化，血流量不足。建议其住院治疗，患者拒绝。处方：

熟地黄 15 g　　玄参 12 g　　白芍 15 g　　麦冬 12 g

五味子 10 g　　牡丹皮 10 g　　丹参 10 g　　磁石 50 g（先煎）

天麻 15 g　　珍珠母 50 g　　麦芽 15 g　　西洋参 20 g（另炖）

牛膝 15 g　　草决明 30 g　　炙甘草 15 g　　三七 12 g

瓜蒌 12 g

3剂，每日煎服1剂。

二诊：头晕、头痛、耳鸣、胸闷痛减轻，脑鸣消失，大便通畅。血压：150/95 mmHg。效不更方，给药4剂。

三诊：头痛消失，头晕目眩明显减轻，睡眠基本正常，已无胸闷痛，心悸减轻，胃纳、二便正常。血压：138/85 mmHg。上方去磁石、草决明、麦芽、瓜蒌。给药7剂。

四诊：全身症状基本消失，面部、唇、舌色泽正常，苔薄白，脉缓。血压：125/75 mmHg。上方去玄参、珍珠母、牛膝，加黄芪 15 g，给药7剂。

五诊：全身无不适症状。血压 118/70 mmHg。上方再服7剂。

10日后来电话告知身体正常。嘱上方2日服1剂。

1个月后告知身体正常。

【按】原发性高血压已是人类常见病，发病率很高，且发病年龄逐渐年轻化，原发性高血压是心脏病、卒中和高血压脑病的元凶。心脏病、卒中是当今全球人口死因的两大主要疾病，因此成年后，尤其是中老年人，应重视防治高血压。原发性高血压是慢性病，在血压正常后应继续定期服药，尤其是已经有心脑血管病症状，更应定期服药。上述病案就是高血压日久，只是没有健康体检，没有发现有高血压，因而也没有治疗，才导致并发心脑血管病。因此中老年人定期健康体检很必要。

益肾活血分清汤案

【组成】熟地黄20g，山茱萸15g，鹿角10g（研末冲服），高丽参5g（另炖），黄芪20g，当归10g，川芎8g，地龙8g，萆薢20g，泽泻15g，茯苓12g，肉桂5g，附子5g。

【功能】温补肾阳，益气活血，分清化浊，通利小便。

【主治】用于肾气虚弱所致泌尿和生殖系统功能减弱引起的淋证、水肿，症见腰膝酸痛、尿频急不利、尿浊、尿血、性欲减退、阳痿等。

【用法】每剂连煎2次，所煎药液混合，加入高丽参炖液、鹿角末，分2次温服。

【方解】肾为先天之本，与膀胱互为表里。肾主水、主藏精生髓。肾合三焦、膀胱两腑主津液，是人体水液代谢的重要器官。泌尿和生殖功能失调和肾有密切关系，应治肾为先。方中熟地黄、山茱萸、鹿角、肉桂、附子温补肾阳，填精生髓。鹿角味甘、咸，性温，主入肝肾经，补肾阳、益精血。《本草经疏》曰其"禀纯阳之质，含生发之气。治男子肝肾不足，四肢酸疼，腰脊痛，或小便数利、泄精、溺血"。高丽参大补元气，补五脏，治一切气血津液不足。《本草正义》曰："高丽参气味俱厚，色亦重浊，具有温养生发之性，以用于脾肾虚寒，真阳衰弱及中气不振。"《简明中医辞典》曰其"能提高体力劳动和脑力劳动效率，也能促进性激素，有明显抗疲劳作用"。《本草汇言》曰其"补气血，助精养神"。《医学衷中参西录》曰其"不但补气，也善补血"。黄芪益气补血、利水消肿。《汤液本草》曰"黄芪治气虚，又补肾脏元气"。参芪配伍，益气之力更强，《本草逢源》曰其能"通调血脉，流行经络"。方中当归、川芎、地龙活血化瘀养血，地龙还能通利水道，《山东中草药》《中草药大辞典》均曰其"利小便"。萆薢、泽泻、茯苓能分清化浊，利水消肿。《本草纲目》曰萆薢能"去浊分清"。《药性赋》曰泽泻"利水通淋而补阴不足"。茯苓既健脾，又渗湿利水，攻补兼施，是利水消肿良品。综上所述，本方是补泻兼施，以补肾阳，益精血，补气健脾为主，肾气充则有权通调水道。补气则载血和运化水湿之力更大。因此方以治本为主。方中配活血化瘀、分清化浊、通利水道之品，血活、水清，则水道通利。淋证、水肿常见病证有慢性肾炎，高血压肾病，糖尿病肾病，膀胱炎，尿道炎，前列腺炎，肾及膀胱，前列腺肿瘤，结石等，临证应潜心辨证，才能正确施治。

【加减】慢性肾炎加鱼腥草 30 g 以解毒利尿；糖尿病肾病加天花粉 25 g、黄连 15 g、麦冬 15 g，以清火养阴；高血压肾病，可加牛膝 20 g 以益肾活血，引血下行；若有结石者，可加金钱草 20 g、海金沙 15 g、鸡内金 15 g 以助消沙石；若尿血可加三七 15 g；若食少、腹胀、便溏，加白术 12 g、大腹皮 10 g 健脾消胀；若头晕目暗加枸杞子 15

g、天麻12g以益脑、熄风；若少腹痛加乌药12g以行气散寒利水；腰脊酸痛严重加杜仲15g、狗脊15g以强壮腰脊；若小便赤痛加木通8g、甘草5g以清利湿热。

【医案】黄某，男，63岁。

2015年2月11日诊。患者8个月前体检诊断前列腺肥大，近1个半月来小便次数明显增加。20日前往某医院检查，前列腺肥大、钙化，肾膀胱、尿路未见异常。服西药10日未见明显效果。现面部唇舌色泽晦暗，常眩晕，耳低鸣，全身乏力，腰膝酸疼，纳少，便溏，每日两三次，多在清晨。小便频数，夜间为甚，约五六次，溺时无力、色微赤、无痛，少腹微胀，下肢欠温，下半夜时有挛急，踝关节微肿。性欲明显减退，轻度阳痿。口微干、不苦。舌淡、边有齿印，尖有瘀点，苔白，脉沉细。处方如下：

熟地黄20g	山茱萸15g	附子5g	鹿角10g(研末冲服)
肉桂5g	狗脊15g	枸杞子15g	高丽参5g(另炖)
黄芪30g	当归10g	白术10g	川芎8g
地龙5g	泽泻15g	萆薢15g	乌药10g
茯苓15g			
7剂，每日煎服1剂。			

二诊：头晕、乏力、腰膝酸痛、少腹胀痛均有减轻，胃纳稍增，大便每日2次、条状，小便次数减少、日6次夜4次、色清、踝关节水肿消失。效不更方。给药7剂。

三诊：头晕、乏力、腰膝酸痛明显减轻，胃纳正常，少腹胀痛消失，大便正常，耳鸣消失，小便夜3次，面部、唇舌色泽正常。

四诊：诸症基本消失，舌上瘀点、齿印亦退，胃纳、二便正常。上方去地龙、乌药，萆薢、泽泻减至10g。给药7剂。

五诊：自觉身体正常，阳痿消失。上方去萆薢、泽泻、川芎、茯苓。给药7剂，每2日煎服1剂。

六诊：身体正常，给药7剂，每2日煎服1剂。

七诊：身体正常，给药7剂，每3日煎服1剂。

1个月后电话告知身体正常。

【按】本例为前列腺肥大，有慢性炎症，明显脾肾虚弱，气血不足，湿热滞留。为虚实寒热错杂之证。肾虚主水无权，自始至终，贯以补肾为本，兼以健脾。肾阳虚弱，不能温脾土，致脾之气阳两虚，因此有胃纳差、晨泻之症，故应脾肾双补。高丽参是脾肾双补的良药，更是气脱亡血的"神药"。古医籍曰其"气雄"，气雄才能力挽狂澜。卢永兵曾用大剂量高丽参为君药，成功抢救多例在综合医院组织抢救无效，发出病危通知，嘱患者家属

准备后事的消化道大出血病危脱症患者。《中华中医药学刊》在报道时特别加上"编者按"：卢永兵主任医师敢于面对危重患者，琴心剑胆抢救了不少生命垂危的患者，改变了一些人认为中医只看慢性病的偏见，扬吾中医声誉"。高丽参救危的神效，是党参不能代替的，也是新开河参、边条参、红参所不能代替的。

健脾益胃汤案

【组成】党参 12 g，黄芪 12 g，白术 10 g，茯苓 12 g，半夏 8 g，陈皮 10 g，柴胡 12 g，生姜 10 g，大枣 20 g，木香 10 g（后下），黄连 3 g，神曲 10 g，藿香 10 g，白芍 10 g，炙甘草 10 g。

【功效】益气健脾，燥湿和胃，导滞止痛。

【主治】脾胃气虚，运化失常，痰湿阻滞引起的胃脘饱胀、疼痛、呃逆、食少、便滞。舌淡苔白。脉细缓。

【用法】每日 1 剂，连煎 2 次，所煎药液混合，分 2 次温服。

【方解】党参、黄芪、白术益气健胃，脾胃健则消化、吸收、运化功能正常。半夏、茯苓、藿香、神曲、陈皮、木香理气导滞、燥湿化痰。柴胡疏肝解郁，协助顺气。姜枣甘芍和胃，缓急止痛。黄连清热燥湿，厚胃肠。全方补脾益胃，顾本为先，结合顺气、燥湿、化痰。脾胃健，积滞消，则中土安。

【医案】王某，男，65 岁。

2005 年 8 月 10 日诊。患者 3 个月前因剑突下常饱胀疼痛，在某医院检查，诊断为浅表性胃炎。经治疗近 3 个月未见明显好转。现面色㿠白，体倦乏力，头晕，剑突下与两胁下常胀痛，食后更甚，饮食减少，常呃逆，痰多色白，大便溏、每日两三次、便后肛门微热。唇舌淡，舌边有齿印、瘀斑，苔厚腻微黄，脉细缓。处方：

党参 15 g	黄芪 15 g	白术 10 g	半夏 10 g
陈皮 10 g	藿香 10 g	神曲 10 g	木香 8 g
茯苓 12 g	生姜 10 g	大枣 15 g	柴胡 15 g
白芍 12 g	川芎 8 g	当归 10 g	黄连 3 g

7剂，每日煎服1剂。

二诊：上腹胀痛减轻，呃逆减少，大便条状，每日2次，舌苔较薄。效不更方，再服7剂。

三诊：上腹及两胁下胀痛与呃逆消失，痰少，食增，体乏减轻，大便正常，苔薄白，上方去柴胡、木香、神曲、川芎、黄连、半夏。给药7剂。

四诊：胃脘无明显不适症状，饮食、二便基本正常，面色如常，舌上齿印、瘀斑消失，苔正常。每2日服上方1剂。1个月后电话告知身体正常。

【按】脾胃主消化，喜条达顺气。本例脾胃气虚，消谷、运化失调，气机紊乱，痰湿积滞，痰热亦生，致饮食减少，胃脘饱胀，食则更甚，大便溏滞。脾胃失调，病久则气血均虚，致体倦乏力、面色无华、头晕。本例为虚实、寒热夹杂可知。邪去应以补气健脾固本巩固治疗。

葛菊芎麻汤案

【组成】葛根 30 g，杭菊花 15 g，川芎 10 g，天麻 10 g，白芍 15 g，白芷 10 g，僵蚕 15 g，甘草 5 g，黄芩 10 g，生地黄 15 g，丹参 15 g。

【功效】活血凉血，祛风止痛。

【主治】高血压头痛、脑血管痉挛头痛、神经性头痛，症见头痛头晕、面赤、性情急躁，睡眠不安，口苦口干，舌偏红、兼有瘀点，脉弦略数。

【用法】每日1剂，连煎2次，所煎药液混合后分2次温服。

【方解】头为诸阳之府、诸阳之会，临床各种偏正头痛，以肝阳上亢、风热上扰多见。"久病多瘀"，不少患者头痛日久不愈，常见不同程度血瘀证。方中葛根甘凉升清，能扩张脑血管及侧支血管，降低血管阻力。杭菊花甘凉，《本草纲目》曰其"能除风热、益肝补阴，治诸风头目"，是治头痛头晕常用药。川芎、白芷祛风活血止头痛，李杲曰"头痛须用川芎"，《本草经百种录》曰白芷是"祛风要药，能和利血脉"。天麻甘平，《药品化义》曰"天麻气性和缓，为定风神药，头风、眩晕，悉以此治"。黄芩、生地黄、丹参、白芍活血凉血。甘草、白芍能解痉缓急止痛。川芎、白芷为血中气药，活血且能行气，正如王清任曰："气通血活，何患不除。"

【加减】兼有呕吐者酌加半夏、茯苓、赭石；失眠者酌加炒酸枣仁、首乌藤、合欢花；胸烦闷者酌加瓜蒌子、栀子、百合；大便结者酌加枳实、玄参、大黄；健忘者酌加石菖蒲、远志；痰多、舌苔厚腻者酌加半夏、天竺黄；颠顶痛者酌加藁本，后脑痛者酌加羌活，两侧头痛酌加柴胡；脑热、脑涨酌加石膏、钩藤。

【医案1】洪某，女，65岁。

2015年10月3日诊。左侧偏头痛2周，胸闷，多痰质黏色黄，食少，口微苦、干，夜烦躁难眠，大便黏滞。面部、唇舌红，舌边有瘀斑，脉弦。血压145/95 mmHg。经颅多普勒检查，显示头部左侧动脉较狭窄。处方：

葛根20 g	杭菊花15 g	生地黄10 g	白芍15 g
川芎10 g	白芷10 g	天麻10 g	僵蚕12 g
黄芩10 g	水牛角50 g	珍珠母30 g	半夏8 g
大黄8 g	泽泻10 g	丹参10 g	牡丹皮10 g

7剂，每日1剂，连煎2次，所煎药液混合，分2次温服。

二诊：头痛、胸闷减轻，睡眠改善，头晕乏力。上方去大黄、泽泻，天麻加至15 g，太子参15 g。给药7剂。

三诊：头痛基本消失，头晕减轻，饮食、二便基本正常，口不苦，苔正常，脉弦缓，血压130/85 mmHg。上方去黄芩，杭菊花改为10 g。给药5剂。

5日后来电话，告知身体正常。

【按】本例为风阳上攻于头，脉络不通。头为元神之府，精明之官，受风阳所搅，久则脉络不通，故偏头痛，烦热不眠。治当疏风清热，镇肝潜阳，凉血化瘀。方中加珍珠母、水牛角，意在镇肝潜阳，加大黄、泽泻，意在引热下行。热清阳平络通，头痛自止矣。

【医案2】黄某，女，31岁。

2017年5月3日诊。患者右侧偏头痛6个月。头痛呈刺痛感，逢天气转热、情绪急躁、月经前期加剧，刺痛甚则彻夜不眠，耳鸣，胸烦热，口苦微干，月经常提前10日、少许血块，白带色黄味臭，大便结、3日1次，面部、唇舌较红。舌尖有瘀点、少苔，脉略数。血压正常。处方：

葛根30g	杭菊花12g	黄芩10g	生地黄10g	白芷10g
川芎10g	僵蚕12g	柴胡15g	赤芍10g	天麻10g
黄柏10g	珍珠母30g	栀子10g	泽泻10g	丹参10g
牡丹皮10g	水牛角50g	大黄10g(后下)		

4剂，每日1剂，连煎2次，所煎药液混合，分2次温服。

二诊：头痛减轻，睡眠改善，大便通，月经提前3日而至，仍有少许血块。效不更方。给药4剂。

三诊：头痛基本消失，睡眠基本正常，胸闷热减轻，白带、大便正常，体微乏力，饮食、二便正常，面部、唇、舌正常。上方去水牛角、栀子、黄柏、大黄、泽泻，加太子参15g、黄芪15g、阿胶10g（烊）。给药7剂。

7日后来电告知身体正常。嘱每2日服上方1剂至下次月经来潮。以后恢复正常。

【按】中青年女子此类头痛尤多，是常见病，常因工作紧张、情绪急躁、睡眠不佳、天气变化、月经来前诱发或加剧。此类病以风、火、痰、瘀为多，治之重点是平肝熄风、清热祛痰、凉血活血。症状基本消失后，去寒凉之品，加入益气活血之类以善后。

连黄降糖汤案

【组成】黄连15 g，熟地黄15 g，天花粉25 g，麦冬15 g，红参10 g（另炖），黄芪15 g，牡丹皮10 g，丹参10 g，萆薢10 g，五味子10 g，半夏8 g。

【功能】清热解毒，滋阴润燥，益气活血。

【主治】糖尿病口干、口渴、口苦、多饮、多食善饥，溲数、浊如膏脂，体瘦，乏力，腰膝酸软、麻木。舌有瘀点、瘀斑，苔黄燥，脉细略数。

【用法】每日1剂，连煎2次，所煎药液混合，加入红参炖液，分2次温服。

【方解】黄连苦寒，清热泻火解毒，直析上中焦火势，正符合《儒门事亲》所说的"三消当从火断"之说。退火才能保津润燥止渴。《千金要方》《近效方》早有记载黄连治消渴病之论述。熟地黄味甘，微温，滋肾补血。历代医家治消渴，强调治肾为本。如张介宾曰："无论上、中、下三消，急宜治肾。"又曰："以治肾为本，益火之源以消阴翳，则便溺有节。壮水之主，以制阳光，则不思渴饮。"熟地黄为滋补肾阴要药，历代医家治消渴之方，多有熟地黄，《千金要方》《景岳全书》《丹溪心法》等医籍，治消渴用熟地黄更多。熟地黄还能补血通血脉，消渴阴虚血少者更宜。天花粉味甘、微苦、酸，性凉，有生津止渴、润燥降火功效。《本经》曰其"主消渴"。《本草正义》曰其"养胃生津妙品，最宜于老弱病后"。《千金要方》《丹溪心法》等医籍之消渴方有多方以黄连、熟地黄、天花粉为主药。红参，味甘、微苦，性微温，有补气益血健脾功效，治一切气血津液不足之证。有不少医籍言其能治消渴，如《仁斋直指方》曰"治消渴引饮无度，人参、瓜蒌根各等份"。《本草纲目》曰其"治消渴引饮"。《本草经疏》曰："消渴者，津液不足之候也，气回则津液生，津液生则渴自止。"《简明中医辞典》曰其"能降低血糖水平"。麦冬味甘、微苦，性寒，有清心润肺、养胃生津功效，用于肺、心、胃阴亏有燥火者。黄芪益气健脾，通调血脉，与红参配伍，治消渴病日久气虚乏力，汗出血少甚有功效。五味子敛肺滋肾，生津止汗。草薢分清化浊。半夏燥湿化痰和胃。丹参、牡丹皮活血化瘀。老年多瘀，久病多瘀，污秽之血亦为瘀血，丹参与参芪配伍，更能促进血运，有利于病情恢复。

【加减】①上消明显，口渴多饮，口苦舌红，加石膏30 g、知母10 g，葛根15 g。②中消明显，多食善饥，体瘦，口苦，大便干结，苔黄燥，加石膏20 g、大黄12 g（后下）、枳实12 g。③下消明显，小便频数、味甜、尿如脂膏，口干、五心烦热，腰膝酸软，偏于肾阴虚者，加黄柏、知母各10 g，地骨皮15 g；若小便频数、尿浊，甚则饮一溲一，面色憔悴，腰冷痛，四肢不温，阳痿，偏于肾阳虚者加肉桂、附子、补骨脂各8 g，鹿茸10 g，枸杞子15 g。见云翳者加杭菊花15 g，枸杞子、石斛、密蒙花各12 g，草决明15 g。

【医案1】蔡某，女，68岁。

2017年2月6日诊。患者诉近1个半月来常口干口渴，食量比以前增加1倍，体重减轻5 kg。现面色晦暗，头晕乏力，食量大，进食1小时后有饥饿感，需尽快再进食，不然就乏力、汗出。若进汤食较多，口干饮水量不是很多，但较3个月前饮水量增加。小便频数，较从前浊，无热痛感。大便基本正常。唇舌略红，舌尖有瘀点，舌边有齿印，苔薄黄，脉细略数。血压正常。尿糖（+++），血糖10.5 mmol/L。处方：

黄连20 g	熟地黄12 g	天花粉25 g	麦冬15 g
知母10 g	石斛12 g	牡丹皮10 g	丹参10 g
萆薢 15 g	五味子10 g	黄芪15 g	红参10 g（另炖）
半夏5 g			

7剂，每日煎服1剂。

二诊：口渴、消食善饥症状减轻，小便次数较前减少。有效，上方再给7剂。

三诊：口渴多饮、多食明显减轻，小便次数明显减少、色清，乏力减轻，面色、唇舌色泽正常。尿糖（+），血糖8.5 mmol/L。上方黄连减至 15 g，去知母。给药7剂。

四诊：食量、饮水量接近正常，小便基本正常，仍头晕乏力。上方红参加至15 g，黄芪加至30 g，加枸杞子15 g。给药7剂。

五诊：全身症状基本消失。尿糖、血糖正常。续用上方7剂。

六诊：患者诉身体无不适，体重增加4kg。尿糖、血糖基本控制。再给药7剂。

七诊：身体逐步恢复，嘱每2日煎服上方1剂，给药7剂。

20日后电话告知尿糖、血糖已被控制。嘱每2日煎服上方1剂。

1个月后电话告知身体已无大碍。

【医案2】洪某，男，70岁。

2017年6月6日诊。患者诉近3个月来小便次数明显增加，如膏状。现面色晦暗，头昏，耳鸣如蝉声，常感全身乏力，口干微渴、比以前多饮，胃纳尚正常，腰膝酸软，阳痿，下肢欠温，时有痹痛，小便昼夜10余次，如脂膏状、味微臭，大便略结。体重减轻3kg。舌略红、边有瘀点、少苔，脉细略数。血压正常。尿糖（+++），血糖11.5mmol/L。处方：

熟地黄15g	黄连25g	山茱萸15g	天花粉25g
麦冬15g	黄柏10g	石斛15g	女贞子15g
知母10g	牡丹皮10g	丹参10g	萆薢15g
枸杞子15g	泽泻15g	桂枝8g	红参15g(另炖)
当归10g	五味子10g	黄芪15g	鹿茸10g(另炖)

7剂，每日煎服1剂。

二诊：小便次数减少，浊、黄减轻，口干不明显。有效，续用上方7剂。

三诊：小便次数明显减少，浊、黄已退，唇舌红消退，头晕乏力减轻。尿糖（+），血糖8.1 mmol/L。上方去黄柏、知母。给药7剂。

四诊：小便基本正常，口不干，饮食正常，头晕乏力减轻，耳鸣消失。上方再服7剂。

五诊：小便次数、色泽正常，全身症状明显改善。体重增加1.5 kg。尿糖、血糖正常。血压正常。上方黄连、天花粉均减至10 g，去泽泻、萆薢、石斛、五味子。给药7剂。

六诊：小便正常，全身症状基本消失，舌上瘀点消退，仍阳痿。上方去天花粉、牡丹皮。给药7剂。

七诊：小便正常，尿糖、血糖正常，全身症状消失。上方每2日煎服1剂，给药7剂。

八诊：身体逐渐向好，上方去黄连、丹参、麦冬。给药7剂，每2日煎服1剂。

九诊：病情基本控制，嘱上方每3日煎服1剂。给药7剂。

1个月后电话告知尿糖、血糖已复正常。

【按】中医学之消渴病，相当于现代医学的糖尿病，是老年人的常见病，发病率逐步增长，发病年龄逐渐年轻化，且常引发心脏病和卒中。消渴病主要是上焦之肺、中焦脾胃、下焦之肾功能失调所致，病情寒热虚实交错。消渴病是以多饮、多食、多尿以及消瘦的"三多一少"为主症的疾病。消渴又称三消。上消口渴饮水无度，中消者消谷善饥，饮食倍增，下焦小便甜，甚溺如膏麸。正如《古今录验》曰："一渴饮水多，小便数，无脂似麸甜者，皆是消渴病也；二吃食多，不甚渴，小便少，似有油而数者，此是消中病也；三渴饮水不能多，但腿肿脚先瘦小，阴痿弱，数小便者，此是肾消病也。"三焦之消，主症各有不同，宜细辨之。消渴之消，耗、消烁、消瘦之意，治疗结合平衡阴阳，调补气血，才能善后。

以上所举两则病案，案1是中消，以消谷善饥为主症。开始治疗时，以清胃火、益胃阴为主。案2属下消、肾消，病已肾之阴阳两亏，以滋阴为主，兼以益阳。这就是张介宾说的，"善于补阴者，必于阴中求阳"。如此才能阴阳消长稳固。两则病例首诊时已有体倦乏力等气虚证，因此即用参芪益气，也结合丹参、牡丹皮活血和血，以调和气血，促进血运，有利于本病恢复。糖尿病日久必导致脏腑、阴阳、气血失调，在症状基本消失和血糖正常以后，还应治疗一段时间，或两天一剂，或三天一剂，才能巩固疗效，尤其是老年人更应注意这一点。

鹿狗健腰汤案

【组成】鹿角 15 g（研碎过筛，冲服），狗脊 15 g，熟地黄 12 g，杜仲 12 g，续断 12 g，巴戟天 10 g，牛膝15 g，黄芪 15 g，独活 12 g，海桐皮 20 g，桂枝 10 g，三七 15 g，当归 10 g。

【功效】补肾壮腰，益气活血，祛风除湿，通络止痛。

【主治】中老年慢性腰肌劳损、类风湿、腰臀部筋膜炎、肥大性脊柱炎、腰椎间盘突出症、腰部扭伤、骨折后遗症引起的腰、臀、腿软弱、酸、痹、痛。

【用法】每日1剂，连煎2次，首次清水 800 mL煎至 150 mL，第二次清水 500 mL煎至 100 mL，2次所煎药液混合，加入鹿角末，分2次温服。

【方解】腰为肾之腑，腰病应固肾。龚廷贤在《大病回春》中曰："大抵腰痛新久总属肾虚，补肾兼补气血。"方中鹿角、狗脊、熟地黄、巴戟天、杜仲、续断、牛膝为补肾益精髓、强筋骨之品，君药是鹿角，性温，擅走腰脊，行血，消肿止痛，老年肾虚腰脊酸软疼痛甚宜。《千金•食治》曰其能"益气力，填骨髓，补绝伤"。狗脊甘温，有补肝肾、除风湿、健腰脊、利关节功效，主治腰脊酸痛、下肢痿软无力。《神农本草经》曰其"主腰背强，缓急，周痹寒湿，膝痛，颇利老人"。《玉楸药解》

曰其有"泄湿去寒，起痿止痛，通利关窍，强筋壮骨，治腰脊痛，足肿腿弱"功效。方中黄芪、当归补益气血。桂枝、三七、独活、海桐皮祛风祛湿，通络止痛。从全方药物组成、功效可以看出，方以强壮腰脊、补益气血为主，符合老人多虚，久病多虚的病理特点。

【加减】中老年人性功能明显减退、精少者，鹿角可增至20g，增强温补肾阳、起痿益精功效，此药久服未见明显不良反应。若鹿角研末冲服难咽，可用鹿角胶代用，功效相似，用10～15g，另烊。若腰、臀、腿疼痛剧烈加白芍20g、炙甘草15g，若腰痛是外伤后遗症则加桃仁、红花、川芎各10g；若下肢不温且痹，加附子5g、干姜8g、蜈蚣5g。若大便溏加白术10g、乌梅3枚；若大便秘结加番泻叶5g（后下）。临床新久腰痛有大便不通者，均应通便，减轻腹压，也就缓解了腰痛；若年迈体弱，无力排便，用润肠通便法，加火麻仁、肉苁蓉各20g。若有眩晕症加枸杞子、天麻各12g；若短气乏力加党参12g，或加红参5g（另炖）；若胃纳差，加山药、山楂各15g。若排尿困难、尿少加鸡内金、车前子各12g，海金沙10g。如遇新染外感、咳嗽多痰、肝胆病、胃肠病，本方停服，先理新病。

【医案1】徐某，男，69岁。

2011年11月3日诊。患者近4个月来腰部沉重无力，屈伸不利。现面色晦暗，腰部沉重，如有重物系在腰，屈伸转侧不利，轻度疼痛，下肢亦沉重无力，常有麻痹感，肢末欠温，头晕重，体倦乏力，饮食如常，大便溏、每日2次，小便正常。舌淡、有齿印，舌边有瘀斑，苔白略厚，脉沉。处方：

狗脊 20 g	熟地黄 15 g	黄芪 30 g	附子 8 g
党参 10 g	当归 10 g	独活 10 g	桂枝 10 g
白术 10 g	巴戟天 10 g	杜仲 12 g	三七 15 g
鹿角 15 g (研末过筛，冲服)			
7剂，每日煎服1剂。			

二诊：腰部及下肢重着麻痹减轻，大便正常。效不更方，给药7剂。

三诊：头晕重、腰沉重麻痹明显减轻，全身乏力减轻。再给药7剂。

四诊：全身症状基本消失，腰部屈伸活动基本正常。面色唇舌正常，上方去独活、白术、三七。给药7剂，2日煎服1剂。

1个月后电话告知基本康复。

【医案2】黄某，男，67岁。

2017年9月3日诊。患者半年来腰部经常疼痛，在某医院检查，诊断为腰椎间盘突出症，服药时症状减轻，但仍经常发作。现面色㿠白，腰臀部疼痛，屈伸时加重，痛剧牵引腹部及左下肢，头晕，体倦乏力，食少，便溏、每日两三次，小便清长，阳痿。唇舌淡白，舌有齿印、苔白，脉沉缓。处方：

狗脊 15 g　　三七 15 g　　熟地黄 15 g　　牛膝 15 g

黄芪 30 g　　独活 10 g　　乌梅 4 枚　　川芎 10 g

桂枝 10 g　　白术 10 g　　杜仲 10 g　　巴戟天 10 g

附子 8 g　　防己 10 g　　鹿角 15 g（研末过筛，冲服）

7剂，每日煎服1剂。

二诊：腰臀部及左下肢疼痛减轻，大便正常。有效，续上方7剂。

三诊：腰臀部及左下肢疼痛明显减轻，屈伸自如，头晕、体倦乏力减轻，上方去乌梅、防己。再给药7剂。

四诊：腰臀部及左下肢无疼痛，腰部屈伸活动正常，头晕、体倦乏力基本消失，饮食二便正常。面色唇舌正常，舌上齿印消失，脉缓。上方去独活、白术、牛膝、川芎。给药7剂，每2日煎服1剂。

五诊：全身症状消失。给药7剂，每2日煎服1剂。

1个月后电话告知腰部无不适，身体康复。

【按】上两例，病位、主症均在腰部。案1为中医"肾着"，案2为中医"腰痛"。"肾着"之名出自《金匮要略》，文中曰："其人身体重……腰以下冷痛，腰重如带五千钱。""腰痛"最早出自《黄帝内经》，并分为"卒腰痛"与"久腰痛"。"腰为肾之府"，治腰应治肾，尤其是腰病日久，应治肾为要。两例均为肾阳虚弱。

肾阳虚弱，寒湿更易侵袭附着，导致腰重、腰酸、腰痛。寒湿日久，气血虚弱凝滞。治当温补肾阳，益精填髓，阳输布则寒湿易化。因此方中以鹿角温壮肾阳，填精髓为君。此是有情之补，对肾阳衰惫，腰酸痛、阳痿、滑精、精稀效著。再配狗脊、熟地黄、巴戟天、桂、附，更提高温阳益肾、强壮筋骨之效。两例方中都配独活、桂枝、白术祛风散寒祛湿。两例正是脾肾两虚，运化水湿失调，用芪、术益气健脾，脾健运化正常，则便溏可止。

附 篇

50多年来卢老勤业敬业，仁心仁德仁术，为百姓健康，为中医药发展做出了很大的贡献，《人民政协报》《健康报》《中国中医药报》《人民之声》《名医》等报刊曾多次专题报道，现选录几篇，以飨读者。

卢永兵治疗急重病验案

当今还有少数人认为中医只能看四时感冒病或慢性病，不能治急重病，这是一种偏见。他们不了解中医史，也未看到中医师救治急重患者。历代许多中医名家都以治急重病而名噪一方，如汉代医圣张仲景就是因治急重病而千古流芳的中医名家，后来他把经验著成《伤寒论》《金匮要略》二部巨著，至今仍是中医药院校的教材。

广东省名中医卢永兵出生于中医世家，少年时父亲就亲传救治毒蛇咬伤的秘方给他。在广州中医学院学习6年，至临床工作50多年，时时得到恩师邓铁涛、罗元恺教授的热情指点，医术日臻，琴心剑胆救治许多危重症而名扬一方。现介绍几则纪实医案于下。

【医案1】上消化道大出血休克

邓某，男，78岁。

1993年5月3日诊。患者因心绞痛在某医院住院治疗。第6日突然排黑便，第7天肛门出血如注。当晚休克，医院组织会诊，多方抢救，仍出血不止，已输血4500 mL，患者一直处于休克状态。科室发出病危通知，告其家人准备后事。患者家属已把邓老寿衣放在病床下。午夜1时，邓老离休前工作过的区党政主要领导闻讯赶至病床前看望，邓某已奄奄一息，值班医师介绍病情时，也说患者生还基本无希望。这些领导走出病房后，吩咐随去的下属人员，明天上班后着手准备邓老后事。凌晨5时，邓老儿子打电话给卢永兵医师，说其父在医院住院病危，请卢永兵前来抢救。卢永兵立即赶至病房。邓某面部、唇舌苍白，休克，呼吸微弱，汗出，四肢发冷，脉微欲绝，肛门血流如注，仍在输血。诊毕，卢永兵说："病危重，复活甚微。"其亲属请求卢永兵用中药治疗，若治疗无效，也绝无怨言。卢永兵说："我会尽力抢救的。"立即处方：

> 高丽参50 g　　黄芪50 g　　三七20 g　　仙鹤草30 g
> 侧柏叶30 g　　荆芥炭15 g

卢永兵立即带他女儿到中医院，叫中药房值班人员配药，立即煎药，待温鼻饲，2小时后原药渣煎第二次鼻饲，要随时告知病情。上午10时邓老之子电话告知卢永兵其父出血少了。卢永兵中午巡诊，患者出血明显减少。嘱午后再煎一剂鼻饲。邓老血止神清。家属都十分高兴，告诉他父亲："你的生命本已垂危，医院已发出病危通知，我们已拿来寿衣准备给你穿了，是卢医师用中药把你挽救回来的。"邓老声音微弱地说："卢医师，谢谢你。"并慢慢伸出一只手与卢永兵握手，表示感谢。再调治6日出院。出院前科室领导到病房送邓老，对邓老说："你老人家福气真大，这次是卢医师用中药救你的。"过几天，卢永兵上门巡诊，时值春节前夕，邓老问卢医师："正月初一我可否坐在家门口？"（他家门口是热闹的大街。）卢永兵问邓老是什么意思，邓老说："城里许多干部、居民都传说我死了，我要坐在门口，让过路人知道我还活着，有人来同我说话时，我要对他们说，我病危时，是卢医师用中药救我回生的。"卢永兵听后笑了一笑。邓老这么说也这么做了。一周后，邓老亲书"神医"二字镶在镜屏上，吩咐儿子把这面精致镜屏敬献给卢永兵。

元宵前夕，邓某病危得救的消息传至市电视台，记者上门采访邓老。记者说："听说您老人家春节前得了大出血危重病，后来被救回，在社会上传为佳话。"邓老尚未开口，即刻泪流满面，泣不成声，片刻后才说："是的，我生命垂危之际，是卢医师用中药救我回生的。卢医师医术高明，恩泽如山。社会有些人说中医是看慢性病，不会治急重病，不对，中医是能救治危重病的，我就是其中一例。你们媒体要多宣传中医的本事，政府要多支持中医药事业，让中医做出更大贡献。"

【按】本例是气随血脱之死证。气为血帅，应急急大补元气摄血，方用特大剂量高丽参为君药，配伍黄芪协助补气。用三七、仙鹤草、侧柏叶、荆芥炭止血敛血。高丽参是人参的一个品种，气味俱厚，古医籍说人参是"神草""百草之王"，亦说它"气壮""气雄"，"气壮""气雄"才能力挽狂澜。正如李时珍曰："人气脱于一时，血失于顷刻，它药缓不济事，必须用人参二三两，或四五两救亡，否则阳气虚散而死矣。"

【医案2】未明原因高热30日，昏睡18日

黄某，女，56岁，城镇居民。

1991年8月3日诊。患者发热5日，在街道诊所治疗未退，在某医院内科住院治疗。医院通过各项检查（包括脊液检查），未查出病因，医院组织会诊，也未得病因。用过大剂量抗菌消炎药、激素均无效。第12日开始昏睡。又治疗18日，症状依旧。患者丈夫纪某主动提出把患者抬回家。晚饭后患者丈夫纪某所在单位主要领导闻知后前去看望。听患者丈夫介绍情况后说："患者尚有气息，怎么就抬回家等死。"纪某说："住院1个月，未能查出原因，妻子的医药费不能报销，我的家庭经济都垮了，我也快累倒了。"这位领导说："经济问题以后大家帮助解决些，当务之急救人要紧，上门去请卢永兵医师来看诊。"两人一同到卢永兵家，纪某介绍了患者病情。卢永兵说："某医院内科负责人是我以前的同事，我这时上门去看患者，怕以后有人怀疑患者出院是我主张的。"说着有点犹豫，卢永兵夫人说："人家上门请诊你就去，救人要紧，不要瞻前顾后。"经夫人这么一说，提醒卢永兵救人不得顾自己声誉。立即答应随二位前去应诊。时患者昏睡，大声呼她名字时，眼皮能动一动。体温39.5℃，肌肤灼热，手足心更甚。尚在冰敷。家属反映近一个月发热以午后为甚。大便多日未排，小便失禁，用导尿管，患者面色、唇舌红赤，舌绛无苔。脉濡数。诊毕，卢永兵说："病很重，我尽力抢救。"处方：

（1）安宫牛黄丸 1 粒，温开水研末，鼻饲。

（2）羚羊角 5 g　生石膏 30 g　青蒿 10 g　　黄芩 10 g
　　　知母 12 g　荷叶 15 g　　葛根 15 g　　淡竹叶 12 g
　　　白薇 10 g　地骨皮 12 g　连翘 10 g　　西洋参 10 g (另炖)

嘱立即配方用药。

第 2 日巡诊，患者面部、唇舌红赤明显减退，体温下降至 38.5℃，大便通。效不更方。第 4 日热退神清，能低声对答，诉头晕、口干、全身乏力。处方：

麦冬 15 g　　石斛 10 g　生地黄 10 g　西洋参 10 g (另炖)
山药 15 g　　知母 8 g

每日煎服 1 剂。

1 周后能下床慢步，再调治 1 周康复。再过几日卢永兵傍晚巡诊，病家屋里坐着许多人，其中对面房的一位大姐微笑着对卢永兵说："卢医师，你医术真高明，手锤也很重，一天一粒安宫牛黄丸，几百元啊。"卢永兵听后笑着说："如果手锤不重，怎么能敲醒患者？"屋里的人听后个个哈哈大笑。不久黄女士被治好的消息传遍周围居民及其丈夫所在单位。电视台记者上门去采访他们夫妇，他俩激动得泪流满面，患者丈夫泣不成声地说："若不是卢医师医术高明，精心用中药救治，我老伴早就见阎王去了。"

【按】本例为暑热合并阴虚发热，是实热和虚热错杂之病，应清暑热和退虚热双解。方用安宫牛黄丸、羚羊角、淡竹叶、荷叶、石膏、黄芩、连翘、青蒿等清暑透热。用知母、地骨皮、白薇、西洋参等益阴退潮热。热退神清后，以益气养阴为主善后。

【医案3】脑梗死，高热昏睡28日

郑某，女，58岁，城市居民。

1992年9月6日诊。患者1个月前在家突然昏倒仆地，不省人事，送往某医院诊断为脑梗死，住院治疗28日，患者高热未退，处于昏睡状态，半身偏瘫，家属要求出院，出院时病历写着：脑梗死，高热昏睡28日，家属主动要求出院。患者未出院前，其丈夫先到中医院找卢永兵医师，汇报患者病情后，要求把患者转中医院请卢永兵治疗，卢永兵同意。患者转抬到中医院病房后，卢永兵立即组织中西医内科医师会诊。患者神昏，大声呼叫其姓名，眼皮能动一下，面部、唇舌红赤，口臭。舌尖有瘀点瘀斑、苔黄躁，脉弦数。肌肤灼热，体温39.1℃，口眼向左歪斜，口角流涎，左侧上下肢瘫痪，大便10日未排，小便失禁，施行导尿。诊毕，卢永兵首先发言，指出：患者患脑梗死急性期将过，危险尚在。现是风火痰瘀邪气扰乱元神之府，现邪扰元神，因而神昏未醒，瘀阻经络，致肢体偏瘫。病情虽危重，但尚有希望。卢永兵强调不能再用西药了，要突出中医药特色治疗。处方：

（1）每日服安宫牛黄丸1粒，温开水研化鼻饲。

（2）羚羊角4g　　石膏30g　　葛根15g　　杭菊花15g

黄芩10g　　泽泻15g　　胆南星8g　　生地黄15g

赤芍10g　　丹参10g　　莲子心10g

每日煎1剂，鼻饲。

（3）大黄50g　金银花30g　枳实20g

煎汤待温，保留灌肠1小时，每日1次。

（4）10%葡萄糖注射液500 mL+清开灵注射液60 mL，

每日静滴1次。

（5）针灸医师施行针治。

诸医师都同意卢老对病情分析和拟出的治疗方案。

第2日，患者面部、唇舌红赤稍退，体温38.5℃，随灌肠药液排出许多污臭大便。依上方再用1日。

第3日，患者发热已退，呼其名字，能睁开眼睛片刻，不能对答，去灌肠法，它法依旧。第5日，热全退，神清，能低声诉头晕微痛，神疲乏力，肢体酸痛，能慢慢饮中药及流质食物，口苦微干，脉弦。处方：

羚羊角4g　　杭菊花12g　　生地黄12g　　赤芍12g

牡丹皮10g　　水蛭5g　　地龙8g　　丹参10g

葛根12g　　三七10g　　黄芪20g　　西洋参10g（另炖）

每日煎服1剂。针推医师继续配合治疗。

第15日，患者口眼㖞斜消失，睡眠、饮食、二便正常。左上肢能端碗，左下肢能屈伸。患者家属要求患者出院。处方：

黄芪 100 g	仙鹤草 50 g	党参 10 g	当归 8 g
川芎 8 g	桃仁 12 g	红花 8 g	赤芍 10 g
桂枝 8 g	鸡血藤 20 g	路路通 15 g	水蛭 5 g
地龙 5 g	蜈蚣 5 g		

嘱请针推医师配合治疗，并加强自我康复锻炼。1个月后电话告知身体基本康复。嘱上方每2日煎服1剂，服2个月。

【按】卒中一证，是当今全球人口死因的三大疾病之一。李东垣曰："人之百病，莫大于中风。"本例病程近1个月，风火痰瘀邪气尚留于经络脏腑，急施清心醒神，凉血化瘀，熄风祛痰之法。输液、鼻饲、灌肠之药都是中药，体现中医特色。热退神清后，应用益气活血通络法，用卢永兵名方"益气活血通络汤"，以活血贯始终。卒中病复发率很高，身体基本恢复正常后，应间断服药一段时间，以防复发。

卢永兵用活血法治疗疑难病验案

卢永兵从事活血化瘀法研究40多年，曾参与血瘀证、活血化瘀药讨论审定，临床用活血化瘀法治疗疑难病很有心得，现举临床验案两则。

【医案1】冠状动脉阻塞

王某，男，69岁。

2018年6月3日诊。患者平素有高血压病史，半年前因胸闷、心慌、心悸在某综合医院住院检查治疗。心脏造影发现一冠状动脉阻塞，医师建议到广州手术治疗。出院后经朋友介绍找卢永兵治疗。患者面色晦暗，胸部常闷痛、气急，心悸、动则心慌，头晕失眠，神疲体倦，多汗，口苦、口干，纳差，二便基本正常。舌边有多处瘀斑、少苔，脉细、结。血压145/90 mmHg。处方：

> （1）黄芪30g　麦冬12g　　丹参12g　　西洋参15g（另炖）
> 　　　赤芍10g　三七10g　　桃仁10g　　五味子10g
> 　　　红花8g　　郁金10g　　瓜蒌10g　　生地黄10g
> 　　　大枣20g　牡丹皮10g　炙甘草15g　浮小麦30g
> 　　　7剂，每日1剂，每剂连煎2次，所煎药液混合，分2次温服。
> （2）银杏酮酯滴丸，每日3次，每次6丸。

二诊：胸闷痛稍减，睡眠改善、口苦口干减轻。血压正常。效不更方，续服7剂。

三诊：胸闷痛消失，心慌、心悸减轻，睡眠基本正常，神疲体倦，多汗明显减轻，纳增。面色正常。再给药7剂。

四诊：胸无闷痛，心慌、心悸基本消失，睡眠正常，多汗已止，体力恢复正常，时有手指稍麻木，舌上瘀斑基本消失，苔薄白，脉缓。上方去生地黄，加当归10g、桂枝10g。给药7剂。

五诊：自觉身体基本恢复正常。中药2日煎服1剂，银杏酮酯滴丸依上法用。给药7剂。

六诊：身体无不适，室内外活动恢复正常。给药15剂，依前法用。服药15日后心脏造影检查。

七诊：心脏造影检查，未见冠脉阻塞，上方上法服1个月。

八诊：自觉身体正常。上方中药每3日服1剂，银杏酮酯滴丸依上法用。2个月后电话告知身体基本正常。嘱每日用西洋参25g、三七15g煎液，连煎3次，药液混合，分3次温服，每次送服银杏酮酯滴丸5丸。

3个月后电话告知身体正常。

【按】本例为气阴两虚血瘀，方用卢永兵的名方"益气养阴活血补心汤"合生脉散、甘麦大枣汤，加瓜蒌、郁金。银杏酮酯滴丸为银杏叶提取物，对改善心脑血液循环有良好功效，本例以益气活血贯始终。

【医案2】顽固性失眠

黄某，男，75岁。

2010年5月10日诊。患者半年前骑摩托车被汽车撞倒，在某综合医院住院治疗7日，脑部未发现明显病变出院。出院后头部左侧常刺痛，经常失眠，严重时彻夜不眠，记忆力减退，神疲乏力。在3家医院治疗3个月。现面色晦暗，精神焦虑，头部左侧常麻痹疼痛、头晕，失眠多梦、一般每夜睡1～2小时，有时昼夜不眠，神疲体倦乏力，胸闷，不思饮食。二便基本正常。舌尖密布瘀点、苔薄白，脉细涩。血压正常。经颅多普勒检查显示脑动脉硬化，血流减慢。处方：

（1）黄芪30 g　　党参20 g　　当归10 g　　炙甘草15 g
　　　红花8 g　　　赤芍10 g　　丹参10 g　　浮小麦30 g
　　　桃仁12 g　　川芎12 g　　水蛭5 g　　　花生叶30 g
　　　地龙8 g　　　三七10 g　　大枣20 g　　含羞草30 g
　　　7剂，每日1剂，每剂连煎2次，所煎药液混合，分2次温服。
（2）银杏酮酯滴丸，每日3次，每次5丸。

二诊：头痛头晕改善，每晚睡眠2小时，仍多梦。有效，不更方。给药10剂。

三诊：头痛头晕明显减轻，每晚睡眠3小时，神疲乏力减轻，记忆力稍改善，胃纳、二便正常。上方继服10日。

四诊：无头痛头晕，每晚睡眠约4小时，记忆力基本恢复，体力基本恢复，面色舌色恢复正常，脉缓。上方川芎、赤芍、桃仁、红花、地龙均减至5 g。给药10剂。

五诊，身体基本恢复正常，每夜能睡5小时左右，少梦。上方上法再服10日。

20日后电话告知睡眠恢复正常，每晚睡眠6小时左右，生活、工作如正常。

【按】本例顽固性失眠，为创伤瘀血滞留所致。治当活血化瘀为主，结合益气、通络、养心安神。方用卢永兵名方"益气活血通络汤"加甘麦大枣汤与养心安神之花生叶、含羞草。心主神明，头为元神之府，心脑共治，瘀去脉通则神安。临证见有明显血瘀证的失眠，用活血化瘀法多有奏效。清代名医王清任亦以活血化瘀治疗顽固性失眠获奇效。

传承岐黄炳医史

——记名医卢永兵的成长之路

摘要：卢永兵是国务院特殊津贴专家，广东省人民政府授予名中医。他幼承庭训，名校深造，苦读经典，博采众方，融汇中西，勤耕不辍，业精于专，著书立说，科研严谨，热情育人，大医精诚。他的努力磨练历程，反映一条名医之路。

关键词：名医之路；卢永兵

卢永兵主任医师生于 1942 年，广东省揭阳市人。是国务院特殊津贴专家，广东省、揭阳市人民政府授予名中医荣誉称号，原揭阳市中医院院长、原市科协主席，广东省八届、九届人大代表，揭阳市政协二届常委。现为中华中医药学会老年分会副主任委员、中医药科学技术奖评委专家，中国老年学学会中医研究委员会副主任委员。卢永兵幼承庭训，20世纪60年代毕业于广州中医学院。40多年来先后从事医教研工作，做出显著成绩，是国内知名的中医老年医学专家。当今全国中医泰斗邓铁涛教授赠条幅赞其"后来居上""大医精诚"，原国家中医药管理局副局长田景福教授赞他"中医药传承优秀，老年学研究卓著"，原卫生部副部长、原国家中医药管理局局长胡熙明教授亲书"秉承岐黄伟业，济世为民楷模——赠一代名医卢永兵先生"条幅赠予。

幼承庭训，从医从永

卢永兵的父亲中年患伤寒重症，濒死中被名中医起

75

生，此后立志学医救苍生，义务以医行善半辈子，90多岁辞世时，村长在追思会上说："老先生医术精湛，医德感人，送医送药上门，五十年如一日，分文不收，他救死扶伤，济困助人的高尚品德很值得我们学习。"卢永兵从9岁起经常随父亲采药、制药、送药，14岁开始帮父亲抄写验方，耳濡目染，逐步对中草医感兴趣，立志走父亲从医救人之路。高考时第一志愿报考广州中医学院，结果如愿。6年后毕业分配时，他要求返祖籍为群众服务。40多年来，他先后在农村卫生站、卫生院、县卫校、中西结合办公室、医研所、人民医院中医科、县市中医院工作，从不脱离医疗临床实践。他任县、市中医院院长18年间，每天都是提早上班，在处理完行政工作后，立即投入临床。在本地城里开会，从不参加就餐，会议结束立即奔赴诊室为病人诊病，每年有四五十次在诊室服务至午后一时多。有记者曾问他这样辛苦不？他说："为病人解除痛苦，自己累点很值得。"40多年来，每当更换职务，领导征求他有什么要求时，他唯一的要求是不脱离临床。由于他在市科技界威望高，1998 年市委决定他担任市科协主席，他要求只当兼职主席，主要工作放在医院为病人服务，如果一定要当专职主席，宁可不当，市委领导赏识他执着从医的精神，答应他的要求。全国著名中医学家、医学院校中医骨伤科教材主编、广东省中医药学会理事长岑泽波教授曾多次到揭阳市指导工作，见他出色的业绩，高兴地写嵌联"从医已从永，用药如用兵"赠给卢永兵。

　　退休前，有多个单位要聘请他前去任职，有一单位的聘金年薪 20 万元，奔驰车迎送，他均一一婉辞。他对他创建起来的中医院有着深厚感情，至今 《 中国中医药报 》《 揭阳日报 》 分别以"卢永兵：誓愿终生事中医""杏林名医夕阳红"为题，报道他与中医的情结。

博览古今，融汇中西

毛泽东的"中国医药学是一个伟大的宝库，应当努力发掘，加以提高" 的教导，对卢师启发很大，一直激励他刻苦博览古今中外群书。卢师说："医为精细之学，生命之系，不勤学苦炼，便会殆误人命。中医药学历史悠久，博大精深，茫如泱海，各名家都有其长，但拘于一家之术，难免有偏，博览综合，才能全面发展。"他平时省吃俭用，订购大批医籍杂志，最多每年订杂志80多份，至今藏书15 000多册，孜孜不倦学习。他任院长期间，星期六下午及星期天，常常见他在院长室苦读摘记。他的书房挂着莎士比亚"书籍是全世界的营养品"的座右铭，以此鼓励他不断探求新知。有人曾问他已成名成家了，还看那么多书干啥？他说："论语中的'学而优则仕，仕而优则学'，对谁都适合。"全国人大代表、著名中医学家罗元恺教授赠条幅赞他"勤求古训，博取众方"。他学习他人经验是师法不泥，临证大胆发挥。如仲景用桂技加葛根汤治疗太阳病项背强几几，对他很有启发，他用葛根治疗颈椎病、高血压病、脑血管病引起之头项强痛、眩晕疗效显著，很有心得，在发表的"葛根在老年心脑血管病应用"文中指出临床疗效观察和仪器、血液检查，证实葛根有活血通脉、缓解血管痉挛作用，拟把这一点写入葛根功效中。他说，中药的功效是临床经验的总结，不能永远不变，应不断研究，不断创新，不断总结，才能促进中医药现代化发展。

卢永兵一贯支持中西医结合。他说毛泽东同志"团结新老中西各部分卫生人员"的指示给我们指出了方向，中西医应该互相学习，取长补短，共同发展。他说中医可以借助西医物理化学检查来补充中医的望、闻、问、切。临床一些危重病例，可以中西协同抢救。对待一般疾病，他则强调宁中免西，先中后西，但中西医结合不能离宗。有一离休老干部患心肌梗死在某综合医院住院治疗，第5天突然发生大量便血不止、休克，几次组织会诊抢救未效，医院多次发出病危通知，告知其单位和家属准备办理后事。卢永兵应邀会诊，指出这是中医气虚不能摄血之虚脱，急用特大剂量的高丽参配黄芪等中药煎汤鼻饲，日两剂。该科科主任问："用中药了，西药之抗休克药及输血是否停用？"卢永兵明确答复："不要停，协同抢救。"饲两剂中药后，当晚血止神清，该科医护人员赞叹不已。病者要出院时，该科负责人对他说："中药真神奇，是中药救了你老人家的命。"后来他对儿女们说："以后我若发危重病，你们就把我抬往中医院请卢医师治疗，若抢救不返，我心甘情愿。"

勤耕业专，无私奉献

卢永兵经常教导我们，要为更多人解除病痛，应该有真本事，要有真本事，就必须多学、多实践。他说："不管是师传、家传、自学、院校培养的医师，均要以临床为本，没有实践便没有真本事。"他除了往外地开会，天天参加临床。临床中，他长期以来很注重追踪病情，他对徒弟们说这是关心病人和总结经验的好途径。早在卫生院工作时，他与西医师一同负责急诊室工作，就常对急诊病人进行巡诊。有一夜间，他接诊肺炎、胃炎、肾绞痛等六位病人，均是治疗后症状减轻回家。第二天早晨交班后，他顾不得休息，便骑自行车按病人提供的住址一一上门巡诊，病人甚为感激。长期以来他坚持对危重病号跟踪疗效，如今他上年纪了，就嘱咐徒弟们上门或电话追踪。有个别住院病人转到综合医院去，几天后他吩咐徒弟们到该医院了解人家是怎样诊治的．他这种精神让许多病人感慨不已。《中国中医药报》以"人民医生为人民"为题报道他许多热情关心为病人的事迹。卢永兵业贵于专。20世纪70年代末他瞄准老年医学的广阔前景，开始从事老年医学研究。近30多年来他重点研究活血法治疗老年心脑血管病，取得显著成绩。他撰写的 109 篇医学论文和徒弟们整理他的 36 篇经验篇，主编、协编的八部专著，基本都是老年医学的内容，有80%以上是有关活血法研究的。据文献检索，他的文章被百多篇文章引用。他说每位名师不仅要勤于临床，还要勤于提笔总结经验发表，只有每位中医师都无私奉献自己经验，中医才能发展。他在20年前已无私把家传疗毒蛇咬伤的秘方公开发表，获社会好评。

注重科研，硕果累累

几十年来卢师一直十分重视医学科研工作，他认为中医药科研是临床经验的升华。早在卫生院工作期间，买来毒蛇和狗做试验，研究蛇毒对人体的致死量和验证家父治毒蛇咬伤秘方的疗效。他在临床中大胆创新，治愈不少疑难杂症。《中国中医药报》曾报道说："一个初出茅庐的医生，在基层大胆开展科研，并出成果。说明卢永兵很有科研意识。他在临床大胆创新，有一位胃次全切除术后坐骨神经损伤，致足内翻，不能站立，久治不愈的农民求治，他抛开个人毁誉得失，大胆施用新针疗法，7次就将病人治愈，被当地群众称为'卢半仙'而名扬全镇。"20世纪80年代初，他在县医研所工作期间，主持研制了"活血冠心丸""参芪注射液"治疗冠心病，获得显著疗效，上级拨款支持，推广应用。他担任中医院院长后更是重视科技兴医，在周边地区医疗单位中率先制订了"关于推广科技进步的奖励办法"，对科研成果、省级以上刊物发表论文、出版论著、省级以上学术会宣读论文，都给予一定奖励，把医院科研活动推上新台阶。他自己更是热情参与科研活动，他主持研究的科研成果有8项获揭阳市科技进步奖。他被揭阳市委、市政府授予优秀科技工作者、优秀专家、科技拔尖人才，省卫生厅、人事厅、中医药局授予广东省优秀中医药科技工作者等荣誉称号。2008年5月他还获得潮汕星河科技发明创新奖，是潮汕地区获奖的唯一中医师。

热心育人，桃李芬芳

传帮带是中医育人的好渠道。卢永兵医案选很感激恩师们无私传授给他的经验，他也以此育人。卢永兵在大学6年间，连续6年担任团总支书记、学院团委委员，是建学院以后首批入党的两位学生党员之一，被学院领导认为是学生中之佼佼者，师生感情甚好。大学期间或毕业以后，他上门或电话请教老师，老师都热情无私传授，他永远铭刻心中。他对学生、徒弟，都像对自己的儿女一样诚心、热情、无私。他教育他们，要做良医，先学做人，无德不可从医。他说医以本事救人，一定要脚踏实地，掌握技术。不能一知半解，道听途说，口若悬河，夸夸其谈，否则只会误人生命。至今还有许多学生、徒弟上门请教，或呈论文指导，或要求推荐发表，他均热情接待。徒弟们说有这样的恩师，他们终身难忘。如今他已是桃李芬芳，乐在其中。

振兴中医，责无旁贷

卢永兵热爱中医，也十分关心中医发展。中医是瑰宝，但其发展经历坎坷。他说每位中医药工作者都应为振兴中医努力，责无旁贷。1985年卢师参加了广东省第一次振兴中医工作会议回来后，即热情投入筹建县中医院工作，他多次到海内外筹集经费，还曾借为省长看病之机，两次递上申请拨款报告，他热情发展中医的精神感动了许多领导和侨胞，筹集近千万元建设资金。

他被选为广东省八届、九届人大代表期间，努力为发展广东省中医药事业做了许多好事。他获知广东省中医药经费连续8年不变是200万元，很不适应事业发展，连续3年牵头写议案要求省政府增加中医药事业经费，并两次上省政府领导办公室反映广东省中医药发展现状。省政府终于决定从1999年起每年增加中医药事业费2 000万元，即增加了10倍。为了保证广东省中医药事业健康发展，他两次写议案要求广东省人大常委会为广东省中医药发展立法，经几年的努力，广东省终于有了中医药发展的第一个法规文件。广东省中医药管理局领导后来曾在全省中医工作会议上表扬卢师为全省中医药发展做出了积极贡献。《中国中医药报》曾以"当好中医界的人民代表"为题，报道他努力为中医事业发展的许多优秀事迹。

德术双馨，誉满杏林

几十年的刻苦钻研和辛勤临床，卢永兵为无数病人解除疾病痛苦，在民众中很有声望。一位卒中病人，在某综合医院治疗近一个月仍昏睡不醒，家属在失望中把病者抬回家待毙，后经其单位领导介绍，抬至中医院请卢师诊治。卢师仔细检查后对徒弟们说，治疗一定要突出中医特色。输液、鼻饲、灌肠三管齐下，用的全是中药，结果将病人起死回生，调治康复。《中国中医药学刊》曾在介绍卢师用中医药抢救危重病一文中说："卢永兵医师琴心剑胆，医术精湛，抢救了许多生命垂危病例，改变了一些人认为中医不能治急病的看法，扬吾中医声誉。"病人为了表示感激之情，送红包、邀宴请者不少，他都热情婉辞。

有些病人诚心送来了书上"神医""圣手"等内容的锦旗、镜屏，至今已达 35 件，每一件都有一个救人的生动事例。全国当今中医泰斗邓铁涛教授曾书"大医精诚"赞扬他的医术和医德。临床中卢师学习孙思邈的哥哥治未病，常常对生活注意事项、预防传变和复发等，对病人讲得清清楚楚．卢师说，一个医师一定要让群众对你医术有信心和医德有信心，你才是称职的医师。他在诊室里挂上他自己书写的对联"来者如亲眷，康后作宾朋"作为座右铭来激励自己。《揭阳日报》曾以"卢永兵：来者如亲眷，康后作宾朋"为标题介绍他的高尚医德。

卢永兵是全国中医老年医学界德高望重的学者，20多年来，曾先后20次被国家中医药管理局、中华中医药学会老年分会指定主持国际性、全国性医学学术大会。他退休以后，国家中医药学会老年分会还特别在揭阳市召开了"2004年全国中西医结合防治老年病学术大会"。近20年来，他连续多次被选为中华中医药学会老年分会副主任委员及老年脑病、老年康复保健、延缓衰老专业委员会副主任，中国老年学学会中医研究委员会副主任委员、高血压专业委员会主任等职，至今仍然担任这些职务，尽职尽力。《健康报》曾报道："一般说来，在国家级学术机构担任多个学术领导职务，是来自高等院校或著名省级医院，而卢永兵则是在市级中医院，这在全国是较少见的。"由于他在医学方面做出显著成绩，他先后被评为国务院特殊津贴专家，广东省、揭阳市人民政府授予名中医，广东省卫生厅、人事厅、中医药局授予广东省白求恩式先进工作者、广东省优秀中医工作者、广东省优秀中医药科技工作者等荣誉称号，这在广东省中医界中是仅有的几位。

经几十年的努力磨练，卢永兵才成为一位名医，确是来之不易。从卢师的成长历程，我们认为一位名医必须起码具备以下几方面的条件：一是要好医德，誓愿普救；二是要博学，业贵于专；三是要勤耕，诊疗术高；四是要能写，著书立说；五是要重视科研，能出成果；六是要诚教，热情育人。让我们在祖国的哺育下，共同努力，涌现更多的名医。

〔王烈泉，王凯波，林武，卢灿辉，林汉平，潘坤波.
《光明中医》2009，（1）：196-197〕

卢永兵：世间善事莫大于救人

　　卢永兵主任医师是国务院特殊津贴专家，广东省名中医，广东省优秀中医药科技专家，广东省白求恩式先进工作者，共和国功勋人物（1949—2000）。磨炼几十年，成为当今全国著名的老年医学专家。《中国中医药报》专门为他开设"名医医案"专栏。广东省中医药管理局拨款建设广东省名中医卢永兵传承工作室。他的中医人生，反映了他艰苦奋斗的成长历程。他为中医药传承发展做出了突出贡献，是我们学习的楷模。

中医世家，誓愿终生事中医

　　卢永兵出生于中医世家。幼承庭训，新中国成立前夕，他父亲患伤寒重症濒死时被一名中医救回。父亲病愈后，立志学医，诊病、采药、制药、送药，无偿行医50年。《中国中医药报》曾在"德者寿"一文中，高度赞扬老先生的高尚医德。

　　卢永兵从9岁开始，父亲就常带他到田野、山沟采中草药，教他识药、制药。有时他也随父亲到邻乡为人看病、送药。他亲眼看到不管到哪里，父亲都很受群众敬重。耳濡目染，他逐渐对学中医产生兴趣。高考时，学校领导要他报考理工类大学，他执意填报六年制的广州中医学院（今广州中医药大学），结果如愿以偿。毕业分配时，他遵父嘱，申请回揭阳故里。先后在农村卫生站、县人民医院、县中医院、市中医院工作。不管在哪个单位，一直都未脱离临床。1977年他被提拔到县中西医结合办公室担任领导职务。从这次以后，每次调换职务时，上级领导问他

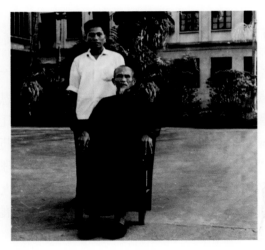

1976年10月卢永兵的父亲卢仁畅医生到广州中医学院（今广州
中医药大学）参观中药馆和药圃，父子在学院教学楼前留影

有什么要求，他都说了一句同样的话：不要让我脱离医疗
临床工作。1998年，市委决定让这位在科技界较有威望的
卢医师担任市科协专职主席。10天后这位领导对他说，十
分理解他的意愿，他便成了市科协兼职主席。后来《名
医》杂志以"愿为良医，不为良相"为题，高度赞扬卢老
热爱中医事业的敬业精神。

卢永兵的诊室里常挂着他书写的"世间善事莫大于救
人"的条幅，以此激励自己和儿子、徒弟仁心仁德，救死
扶伤，行善积德。为多救治一个患者，多做一份善事，几
十年来他在医院工作，除春节外，其他节日均不休息。他
当院长18年间，经常提前上班，八点半钟前争取处理好重
要行政事务后，就到住院部或门诊看患者。在城里开会，
从不就餐，会议结束就赶到医院为患者诊病。经常延诊至
午后一点半钟。群众常说他很辛苦，他笑着说："不辛
苦，能为你们解除病痛，我乐在其中。"

几十年来他越来越体会到中医药学的博大精深。10多年前社会有极少数人诬说中医不科学，叫嚷应取消中医，他当时很气愤，写了一篇《卢永兵誓愿终生事中医》的文章在《中国中医药报》上发表，批斥那些言论是邪说。他说，在医学领域，能救治病人的技术就是科学，实践是检验真理的唯一标准，中医药学体现辩证法、科学观。他表示会继续用中医药学救死扶伤，奋斗终生。党的十八届三中全会以来，以习近平总书记为核心的党中央高度重视中医药的传承发展，总书记还多次作出指示。当卢永兵医师看到报上登载习近平总书记的指示时，都仔细反复阅读。2018年6月15日，他看到《中国中医药报》一版登载"习近平：治好长江'病'，要科学运用中医整体观"的指示。他高兴极了，大力宣传，他对记者说："习近平总书记的指示振奋人心，我是党培育成长的中医师，一定不辜负习总书记的期望，要为传承发展中医药事业继续奋斗，做出新贡献。"

博学众家，发掘传承勇创新

少年时，卢永兵得到父亲中医药的传承。到广州中医学院时，他很重视拜师。在校学习期间，他品学兼优，是创办学院后首位入党的学生，许多老师疼爱这位学生。卢永兵在假期经常上门求老师指点，对他以后的学术进步有很大帮助。如时任学院教务处副处长、中药方剂教研室主任、全国中药教材主编朱敬修老师（注：当时全国尚未评中医教授），对中药学研究有很高的造诣，常向他传授临床用药经验。他曾给这位学生讲述用中药高丽参救患者的病案。当时高丽参这味药尚未编入中药学教材，朱老师首先把家藏的高丽参让他识别，接着仔细为他讲高丽参的性味、功效、主治、用量，再接着给他讲述一个典型病例。北京一位少将的夫人患功能失调性子宫出血，在京治疗10日未见疗效，病情越来越严重，医院会诊后决定做子宫切除术，但患者不同意。隔天有朋友介绍说广州中医学院的朱敬修老师治疗这种病很有经验，当天乘飞机来广州向朱老师求治。朱老师诊后觉得她病情很重，请来其他三位老师会诊。诊毕，其他三位老师推举朱老师处方，另三位老师看完处方后，都觉得朱老师的立法方药很好。朱老师用大剂量高丽参一两（50 g）配伍止血药，嘱12小时煎服1剂。24小时后患者出血明显减少，全身症状也明显改善。再调治1周后病愈返回北京。朱老师对卢永兵讲，这位患者已接近气脱亡血的危重症，高丽参能大补元气摄血救脱，剂量要大，才能力挽狂澜。近30年来，临床曾见三例子宫功能性大出血患者，医师也建议做子宫切除术，邀请卢永兵医师会诊治疗后，疗效很好，免受开刀之苦。卢永兵医师的处方是在朱敬修老师传承处方的基础上，对症加减。卢永兵医师在临床中，也用高丽参抢救了多例消化道大出血患者，也获得良效。如有一离休干部，因心绞痛在某医院住院治疗，第6天突然肛门血流如注，用过大剂量止血药和输血未见疗效，处于休克状态。科室发出病危通知，嘱家属着手准备后事。隔天清晨患者家属请卢永兵医师救治。这时患者仍处于休克状态，肛门出血如注，已输血4 000多毫升。诊毕卢医师对病者家属说，患者已是生命垂危，用中药抢救看看，及时汇报病情。方用大剂量高丽参50 g为主药，配伍大剂量黄芪和止血药，立即煎后鼻饲。中午报告出血减少，傍晚巡诊，患者已血止神清，治疗1周出院。要出院时，科主任握着他的手说，这次救你生命的是卢永兵医师，他激动地说中医药真神奇。过几天他亲书"神医"二字的镜屏送给卢永兵医师。后来记者采访这位患者时，他感动得泣不成声，他说中医是个宝贝，有些人说中医只看感冒病、慢性病，这是偏见，中医是能够救治急性病、危重病的，我就是其中一例，你们记者要多宣传中医药。此病例使卢永兵医师深深体会到中医药传承的重大意义。

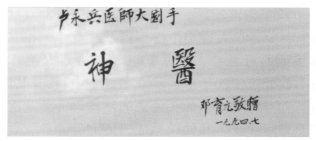

另一位对卢永兵医师的学术进步帮助较大的是国医大师、当今103岁的邓铁涛老师。卢永兵医师在读大学时，邓老师是各家学说教研室主任，曾是全国各家学说教材的主编。他很博学，对历代名医名著了解广泛。在大学假期间，邓老师常对这位学生指导怎样学习名医、名著，讲解许多名医的成就，名著的特色。他对这位学生说，博学是进步的阶梯，博学、传承、创新，学术才能发展。当今岁至期颐的邓老师仍然关怀这位学生的进步。2017年当邓老看到《中国中医药报》为这位学生开设"名医医案"专栏，连载他的医案时，致电贺喜，接着又为《广东名医卢永兵医案选》题签书名。遵照邓老师的教导，卢永兵医师工作后，省吃俭用，订购了许多医籍、杂志，至今藏书16000多册。几十年来他坚持孜孜不倦学习，把看到的学说、经验摘录在"医学文摘资料"卡片中，供以后应用查阅。勤学博采，让他学术不断进步。近30年来，糖尿病发病率不断提高，他拟方治疗效果不甚满意。他查阅20多部医著，从中选出180首方剂（其中《千金要方》52首）进行研究，得出使用频率较高的药物是地黄、天花粉、黄连、麦冬、人参。然后结合自己的临床经验组成"连地降糖汤"，临证加减，明显提高了疗效。许多2型糖尿病患者逐步减少西药用量，临床疗效很好。这使他体会了恩师反复鼓励他博学的一片苦心。

当今不少老年人患卒中得不到及时治疗，很多留下一侧肢体偏瘫的后遗症。卢永兵医师努力研究治疗老年人"偏枯"的处方。20年前，从众多处方中，选择补阳还五汤作为基础方，自组"仙芪活血通络汤"。他从医籍中看到黄芪能"起痿废"和仙鹤草能"活血""补气胜人参"的论述，方中黄芪剂量最多用300 g，仙鹤草剂量最多用至120 g，既用于缺血性卒中，也用于出血性卒中，明显提高了疗效。他也用大剂量黄芪、仙鹤草配当归、狗脊、杜仲、猪蹄治疗，多例老年下肢肌力低下、不能步履的患者，经治疗效果很好。这让卢永兵医师进一步体会到中医药确是一个伟大的宝库。

学有专攻，老年医学立新功

卢永兵医师在1977年到揭阳县中西医结合办公室任职以后，看到了全国人口老龄化提速增长的资料就开始研究老年医学。到中医院工作后，在粤东地区医院中，率先设立老年病专科，接着又设立老年脑血管病专科，此后更加努力研究老年病，他总结老年人患卒中有"五高"，即发病率高、死亡率高、后遗症率高、并发症高、复发率高，精练的总结，受到同行专家赞许。他认为：脑梗死是血瘀证，脑出血后也产生血瘀证，治疗老年人卒中应活血化瘀贯穿始终。他还提出：治疗老年脑病应心脑并治，这些经验总结，也受到同行专家的认可。他对血瘀证和活血化瘀药很有研究，早年曾参加全国血瘀证的审订和活血化瘀范围及分类的审订工作。1995年在首都召开了"首届国际传统医学延缓衰老学术大会"，时任卫生部部长崔月犁先生等领导参加了大会。卢永兵医师是大会筹委会和主席团成员之一，并在大会上作"老年血液流变学异常与血瘀证相关分析及中医对策"学术报告，该文章受到中外学者普遍赞赏，被大会学术委员会评为唯一的一等奖。后来又获揭阳市科技进步奖。至今在全国主要中医刊物上登载卢老和徒弟们整理的关于他的学术思想和经验的医学文章160多篇、主持获奖的7项科研项目和出版的两部医学专著，大部分都是老年医学方面的内容。卢永兵医师对老年病学研究做出了新贡献。26年前卢永兵医师研究出防治老年心脑血管病的简易处方——"参七冲剂"（西洋参与三七），在临床应用有较好疗效，广为流传应用。后来他进一步研究，买来几十只老龄小白鼠，分普通食料组和普通食料加参七末食料组，喂养1个月后，两组分别进行耐高温、抗高寒、耐疲劳、延缓衰老对照实验，结果得出药物组有明显优势的结论。1993年，该方发表在《长寿》杂志上，后来流传于海内外。20世纪90年代中期，卢永兵医师出席美国召开的世界传统医学老年病学术大会，有一美籍华人从华人报上看到卢永兵医师到美国参加大会，专程从另一城市坐飞机到会址会晤卢永兵医师，感谢他的"参七冲剂"治愈他多年未能治好的冠心病心绞痛。

　　卢永兵医师在老年医学研究取得了优异成绩，在同行专家中很有威望。从1992－2011年，连续多届被选为中华中医药学会老年病分会副主任委员，高血压专业委员会主任委员和老年脑病专业委员会副主任委员。从1992年至2016年，连续多届被选为中国老年学学会中医研究委员会副主任委员。先后23次主持国际性、全国性中西医老年医学学术大会，并多次在大会作学术报告。他退休后，中华中医药学会特别在卢永兵医师的故乡揭阳市召开"2004年全国中医、中西医结合防治老年病学术大会"，并指定他为大会主持人，借此褒奖他对老年医学做出的突出贡献。原卫生部副部长、原国家中医药管理局局长胡熙明先生专程从北京到揭阳市参加这场学术大会，并在会上高度赞扬卢永兵医师为老年医学研究做出的贡献。

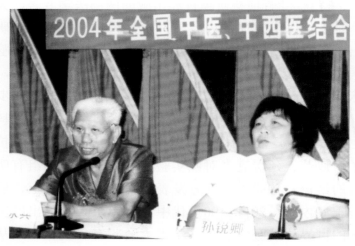

卢永兵医师在主持大会开幕式，右为广东省揭阳市副市长孙锐卿

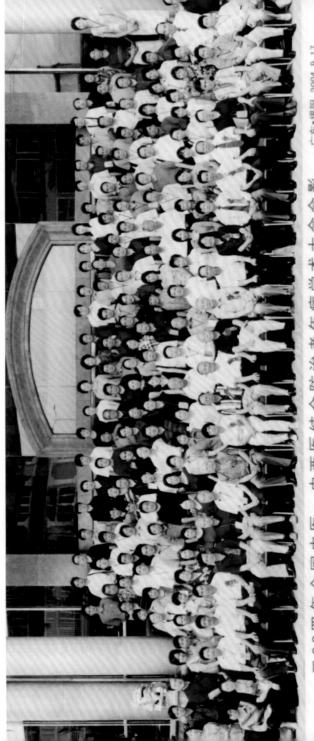

二〇〇四年全国中医、中西医结合防治老年病学术大会合影　广东·揭阳 2004.9.17

前排右11原卫生部副部长胡熙明，右10原国家中医药管理局副局长田景福，右12中华中医药学会老年病分会主任委员付仁杰教授，右8广东省中医药管理局局长张孝娟，右14揭阳市副市长孙锐卿，右9揭阳市原人大主任卓圣泰，右13揭阳市原政协主席林生耀

建言献策，发展中医为己任

卢永兵医师时时关心中医药事业的发展，每当听到党中央和中央人民政府颁布政策促进中医药发展时，他心里都十分高兴。当听到一些部门没有执行中央中医药政策时，他不顾个人得失，直言不讳提出意见。他当广东省人大代表10年间，积极履行人大代表的神圣职责，为中医药发展建言献策，多次牵头写议案促进中医药发展。当他听到省中医药管理局反映省政府拨给的经费200万元多年不变，他觉得很不合理，连续两年写了《省政府应增加中医药事业投入》的议案，并两次到省政府省长办公室当面反映意见。结果省政府决定从1999年起，每年增拨中医药事业经费2 000万元，比原来经费增加10倍。为了保障广东省中医药事业发展，他牵头写了《应当为广东省中医药发展立法》的议案。后来广东省人大常委会经过仔细调研，通过了《广东省中医药发展条例》，这是广东省1949年后第一个关于中医药发展的法规文件。卢永兵医师为中医药发展大声疾呼的精神，受到全省中医药界同仁的赞扬。后来《中国中医药报》刊登了《当好中医药界的人民代表》一文赞扬卢永兵医师为中医药事业发展不懈努力的精神。

2000年广东省两会期间，省卫生厅、中医药管理局召开两会代表、委员座谈会，会上广东省卫生厅领导表扬了卢永兵医师。当晚设席招待到会同志，邓铁涛教授和卢永兵医师被安排与省政府、卫生厅、中医药管理局领导同一桌。席间这位省政府领导说：邓老和卢永兵医师两位都是敢于为中医药发展直言献策的名医，我们很感谢你们，希望中医药界有更多人都能像你们这样，全省中医药会更快发展。

　　梅花香自苦寒来。卢医师为中医药传承发展不懈努力50多年，做出了杰出贡献，是一位德高望重的好医师、好老师，永远是我们学习的好榜样。

　　〔王烈泉，卢灿辉，林汉平，吴春洪，郑婷.原载于《中国中医药报》2019-02-15〕

人民的好医生

卢永兵主任医师是揭阳市中医院创办人，担任院长至退休的13年他是广东省第八、第九届人大代表（代表医药界），任人大代表期间，为人民的健康事业和中医药发展做出了优异成绩，为国务院特殊津贴专家，获得了广东省名中医、省白求恩式先进工作者等荣誉称号。

我慕名采访了这位名医和一些群众。记者进入他的诊室，他正在认真为患者看病。诊室里挂着许多锦旗、镜屏，上书"神医""圣手""华佗再世""人民的好医生"……墙上还挂着一幅他自己书写的"来时如亲眷，康后作宾朋"对联。我站在病人中间，看他为病人诊病。他仔细为病人诊脉、听心脏、测血压，问病人会不会头晕、头痛？睡眠、记忆力怎样？"偏枯"的上下肢活动是否恢复正常？这时病人立即把手举起来，步行几步给卢医师看，高兴地说："我现在都正常了，你是我的救命恩人，当初我昏倒不省人事，被你抢救后醒来时，嘴巴歪，不会说话，一侧上下肢活动受限，伤心极了，是你精心治疗，我才能恢复健康，你真是高明的医生，人民的好医生。"卢永兵说："你当初患的是中风病，是当今人类的重大疾病之一。现在你身体基本恢复正常，还要巩固治疗一段时间，你血压高、血糖高，要戒糖限盐，定时测血压、血糖。"这时病人站起来双手作揖，说谢谢你这位好医生。这时，我才与卢老握手道明来意。这位病人一听到我是记者，立即说："你是记者，一定要好好宣传宣传这位好医生的优秀事迹。"这时，旁边的两位病人都说，卢医生是好医生，我们对他很敬仰，应该大力宣传。为不耽误卢医师为病人诊病，我只好暂时离开诊室，去采访其他人。

我采访了一位副院长，他说，卢院长是位好院长，也是一位优秀医师，他很勤业敬业，在城里开会，从不参加就餐，会议结束立即赶回医院为病人诊病，经常过午工作。他从政从医都很清廉，获得医院职工和社会各界广泛的好评。在卢院长高尚医德影响下，医院医务人员的服务态度、医德受到社会各界广泛好评，医院两度被评为广东省文明中医院，他是我们医院领导班子的好榜样。

接着我采访两名卢永兵带教的徒弟，他们对卢老仁德仁术赞不绝口，说师父每天看许多病人，他对每位病人都热情接诊，认真仔细处方用药。每天来就诊的病人，有跛行的，或扶杖的，或被搀扶的，或坐轮椅的，或被抬进来的，他对这些病人有无限同情心，常以商量口气对其他候诊的病人说，请让这些病人先诊。行动不便的病人，吩咐我们送至楼下，或扶他们上车。对病情较重的城里病人，他常巡诊，乡下的重病人电话随访，有时他老人家忙，吩咐我们代劳，他对病人不仅是高度的负责任，而且极富同情心。他多次对我们说，随访既是关心病人，也是医生自己总结经验。师父医术高明，救人很多，常超时工作，不少病家想请他吃饭，他从医几十年，从未接受病家一次宴请，高尚医德可见一斑。他对我们这些徒弟都是热情无私传帮带，他的做人风范，永远是我们学习的楷模。

卢永兵出生于中医世家，幼承庭训，他父亲在新中国成立前夕，患肠伤寒重症，病3个月，濒死时被一中医救回，他父亲痊愈后，立志学医，行医救苍生。《中国中医药报》高度赞扬其父"送医送药，义务行医50载，分文未收"的美德。卢医师从高小时就常背起药篮随父亲到田野山间采药，父亲教他识药制药。有人上门看病，若永兵在家，父亲要他站在一旁看看，耳濡目染，他逐步对学医感兴趣，高考如愿考上六年制的广州中医学院。毕业时遵父嘱返故乡揭阳，被分配到农村医疗站、卫生院工作，在那里工作了两年多，刻苦磨炼自己，医术进步很快，医德高尚，深受群众信任，被选为县先进工作者。后来县革委会卫生小组发文调他进城工作，公社和卫生院的领导不舍得让他调走，不久县军管会军代表打电话给公社书记，说谁不让卢医师调走就处理谁。当地领导不得不让他赴任。要调行时，卢医师也是依依不舍的。进城以后，他先后在8个单位任职，每次调换岗位，领导问他有什么要求，他都说同一句话：不要让我脱离医疗临床。1988年市委决定由他担任市科协主席，他请求当兼职主席，把主要精力放在中医院为病人救死扶伤，后来市委同意他的要求。可见敬业是他走上名医之路的阶梯。

"世间善事莫大于救人"，这是他曾挂在诊室的一幅字。救人之心和医术日臻完善，他大胆接诊不少他人抢救不了、发出病危通知、叫病人家属为病者准备后事的危重病人，琴心剑胆施治，尽最大努力抢救。有一位78岁的离休干部，心绞痛在某综合医院住院，第7天突然肛门下血不止，很快休克，医院组织会诊抢救，未见疗效，生命奄奄一息，已两次发出病危通知。凌晨5时，卢永兵接到请诊电话，立即赶至病房，诊毕，带病人女儿到中医院配药，叮嘱立即煎药鼻饲。中午巡诊，病人出血明显减少，下午再煎服一剂，傍晚巡诊，病人血止神清，奇迹出现。再调治一周，健康出院。不久亲书"神医"二字镶在镜屏上，敬献给卢医师。"神医"之名很快传遍全城。不久《揭阳日报》、揭阳电视台记者先后采访了称卢医师是"神医"的老人和其他同样是生命危殆被卢医师救治的几位病人，他们对卢医师救命之恩都感动得泣不成声，都说卢医生真是人民的好医生。

卢永兵在全省中医界的声望越来越大，《健康报》《中国中医药报》广东站记者专程来揭阳采访了医院一些医务人员和以前称卢医师为"卢半仙""神医"的两位病人。有一位是30年前手术后足内翻，不能站走，丧失劳动能力，后被卢医师治愈的农民，他记忆犹新地对记者说："我当时胃手术后足内翻不能站立，住院部治疗无效，束手无策，我很痛苦，一个农民不能下地劳动怎么生活，我向医院索赔。后来这位卢医生仔细检查，精心针治，使我恢复了健康，我十分感激，逢人就说白塔卫生院来了个医术很高明的'卢半仙'，治好了我的病。后来'卢半仙'之名传得很广，他所在的卫生院也有不少职工这样称呼他，我一辈子都感恩这位'卢半仙'"。后来记者又采访了那位称他"神医"的离休老干部。采访结束，记者对卢永兵说："我未来揭阳之前，对传说你是'卢半仙''神医'有点怀疑，经采访，全为事实，让我对你很崇拜。"卢永兵说："这种太过分的夸奖，我当受不起。"后来写了一篇《从医当从永，用药如用兵》的文章发表在《中国中医药报》上，高度赞扬这位"卢半仙"的高明医术和一心为民的高尚医德。

卢永兵接触病人很多，对因病致贫的家庭甚为同情，他曾在省人代会期间，反映当今广大人民群众生活水平明显提高，衣食住问题基本解决，但因病返贫的家庭时有出现，建议政府加大医疗保险力度。在座的一位省政府领导表态这个问题提得好。会议期间，他领衔写了一份"发展农村保险事业，保障农村经济发展"的建议，得到有关部门的关注和重视。《中国中医药报》记者曾在《当好中医界的人民代表》一文赞扬卢永兵为民众健康事业敢于建言献策的精神。卢永兵是人民的好代表，人民的好医生。

〔周兵. 人民之声. 1999-09〕

老骥伏枥 壮心不已

——记广东省名中医、原揭阳市中医院院长卢永兵

每逢周三、周六的上午，在揭阳市中医院门诊楼三楼，都能看到许多来自各地的病患等待在电梯出口处的一诊室门口。诊室内，一位白发苍苍、精神矍铄的老中医在为病患悉心把脉诊治，为病患写出一张张治病良方。他就是广东省名中医、原揭阳市中医院院长卢永兵主任医师。

卢永兵出生于中医世家，其父是当地德高望重的中草药医生，他广拜名师，博采众长，救人无数，《中国中医药报》曾载文高度赞扬他无偿行医50年的高尚医德。耳濡目染，在父亲的影响下，卢永兵医师从小热爱中医，立志走从医救人之路。高考填报志愿时，第一个就填写广州中医学院，结果如愿。毕业后他先后在县、市等8个单位工作，不论担任何种行政领导职务，他都坚持长期不脱离临床，下决心一辈子当一名像父亲一样受群众爱戴的中医师。他2002年退休，但退而不休，虽然已76岁高龄，至今仍坚持在市中医院定期坐诊，不间断为广大人民群众服务。

在一辈子的从医生涯中，卢永兵研究最为专注的当属老年医学。从20世纪70年代起，他就倾注于老年医学研究，至今已有40载。多年来，他在老年医学方面贡献突出，是当今全国著名的中医老年医学专家，从1992—2012年，连续多届当选为中华中医药学会老年病分会副主

任委员、高血压专业委员会主任委员、老年脑病专业委员会副主任委员，被聘为中华中医药学会中医药科技奖评审专家，中国老年学学会中医研究委员会副主任委员、脑血管病专业委员会主任委员。卢老先后23次主持全国性、国际性中医、中西医结合学术大会。中华中医药学会还特别在揭阳市召开"2004年全国中医、中西医结合防治老年病学术大会"，并指定卢永兵主任医师主持大会，借此褒奖卢老在老年医学学术上的突出贡献。

努力发掘，勤学博采

卢永兵开始研究老年医学时，觉得自己在这方面的医学知识浅薄，便先后订购了许多古今中外的医书和刊物，至今有16 000册，他坚持孜孜不倦学习，把有应用价值的资料摘录入"医学资料文摘卡片"中分类保存。刻苦学习使他增长了许多中西老年医学知识，不断提高诊疗水平和写作能力。他的恩师、国务院首批特殊津贴专家、全国首批中医教授罗元恺老师，于1992年正月初一写下 "勤求古训，博取众方"的大条幅送给这位学生。3年前，卢老筹划把在全国发表的160多篇医学文章选录部分编书出版，自定书名为《医海拾贝》。他的恩师、国医大师、102岁的邓铁涛教授看完书稿后，高兴地给卢老电话："在全国发表这么多医学文章的人不多，文章的水平也很高，说明你很努力，很博学，我真高兴。"不久，应卢老要求，邓教授为该书题签了书名，并送"大医精诚"条幅给卢老。

敢于创新，医术高超

卢永兵主任医师研究老年病，最有建树的是卒中这方面。几十年来，他接诊、会诊了无数的患者，经常都有坐着轮椅慕名前来求诊的卒中患者。仁慈之心激发他更加努力研究卒中病，他对卒中的理论研究和经验不断创新，获得同行专家认可和赞赏。他早年曾参与全国血瘀证标准的研究，对血瘀证和活血化瘀药研究很有心得。

卢永兵经常对儿子和徒弟说，医生的天职是救人，要救人须有仁心仁术。他的徒弟们曾写了一篇《卢永兵主任医师治疗急症经验拾萃》一文投在国家级刊物《中华中医药学刊》杂志。编辑部很快全文刊登。刊登时，编辑部在文前特别加上编者按"卢永兵主任医师敢于面对危重患者，琴心剑胆，救治了许多生命垂危患者，改变了不少人认为中医只能看慢性病的偏见，扬吾中医声誉"。文中介绍卢永兵仁心仁术成功抢救多例危重患者。其中一例是一名高龄离休老干部邓某，患冠心病心绞痛在某医院住院，第7日突然大量便血，诊断为上消化道出血，用许多止血药和输血4500 mL未见疗效，反复休克。医院组织几次会诊，病情未见好转。该院连续发出几次病危通知，告知家属准备后事。患者家属也把他的寿衣放在病床下。深夜1时，这位老干部单位的主要领导闻讯赶至病房看望，听该科医生介绍病情和观看患者危重病情后，立即在病房外商议为这位老干部开追悼会事宜。凌晨5时，卢永兵接到患者儿子电话，说他父亲病危，请卢永兵到病房看看能否用中药抢救。他立即赶到病房，当时患者面色苍白，呼吸微弱，四肢冷，肛门血流如注，比输血量还多，测不到血压，休克，脉微欲绝。于是，卢永兵只能告知家属"病情危重，回生甚微"。患者家属请求卢永兵用中药抢救，若抢救无效，绝无怨言。卢永兵表示尽最大努力，立即拟方，并带患者女儿到市中医院叫醒中药房值班人员，立即配药。以特大剂量高丽参为君药，配方完毕叮嘱患者女儿立即把药煎煮后鼻饲。中午巡诊，患者出血减少，可测到低血压，脉象改善。嘱下午再煎服1剂。傍晚巡诊，患者神清血止。再调治6日，患者竟奇迹般地恢复出院。过后，这位老干部亲书"神医"两字镶在镜屏上，送给卢老以表谢意，他活着的奇迹几乎传遍大街小巷。

成绩斐然，志在发展

卢永兵主任医师有一张医治蛇毒的祖传草药秘方，这张秘方救了不少人。卢老从读高小开始，他父亲就想把这医术传给他，常在假期带着儿子外出采药，在采摘毒蛇咬伤的草药时，多次仔细教儿子辨认药物特征，咀嚼药物的味道，记住使用方法。卢永兵为了更好地研究和验证各种毒蛇伤人的特征症状，毒液对人的致死量和祖传秘方的药效，1970年他在白塔卫生院工作时，买来眼镜蛇、银环蛇、金环蛇和狗分组试验，获得可靠资料后，与父亲商量把秘方在全国公开，父亲欣然同意。秘方发表后，多位医师来信致谢卢永兵的验方救治了蛇伤患者。也有人写信请教如何辨别有毒蛇、无毒蛇伤人特征、症状，还有人请求寄草药标本。后来卢永兵采来草药，买来几种有毒蛇与无毒蛇，在电视台做了一次防治蛇伤讲座。他把电视台播出的讲座资料，在一次全国医学学术大会上播放，得到与会者广泛赞扬。

40年来，卢永兵主任医师刻苦钻研中医老年医学，成绩斐然，为老年医学做出了很大的贡献。至今，冠名卢永兵在全国主要刊物上共发表160多篇医学文章，其中有7则验方发表在《中国中医药报》"名医名方"专栏上，并被录入《中国当代名医名方录》。出版《医学拾贝》《养生与延年》两部老年医学专著，主持的5项老年医学研究项目获揭阳市科技进步奖二等奖。他把医疗经验和科研成果都在全国报刊发表，无私奉献给社会。不久前，《中国中医药报》记者看了卢永兵主任医师出版的《医学拾贝》一书后，有意把卢永兵的学术思想和经验进一步发扬光大。经该报社社长同意，从2017年1月6日开始分期连载"卢永兵医话医案"。

原卫生部副部长、原国家中医药管理局局长、中医专家胡熙明先生曾多次在全国中医学术大会听过卢医师的学术报告，对他的研究精神和学术成就很赞赏，曾书"秉承岐黄伟业，济世为民楷模——题赠一代名医卢永兵先生"的条幅送卢医师。这是胡熙明局长任职期间唯一一次书面赞赏一位名医。

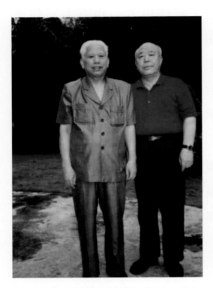

曾多次同台主持全国中医、中西医结合防治老年病学术大会的原卫生部副部长、原国家中医药管理局局长、中医学家胡熙明教授（右）及其题词

卢永兵主任医师在中医老年医学研究上做出了优异的成绩，各级政府先后给他诸多荣誉，他是享受国务院特殊津贴专家，被授予广东省名中医、广东省白求恩式先进工作者、广东省优秀中医药科技工作者、揭阳市名中医、揭阳市优秀专家、揭阳市科技先进工作者。值得一提的是，由于他在中医老年医学方面做出的重大贡献，他还被评为共和国功勋人物，在全国公开发行个人半身肖像邮票。

不久前，国家出台《中华人民共和国中医药法》，他很高兴，对中医药振兴发展充满信心，表示会为中医药发展继续努力。如今，白发苍苍的卢永兵仍坚持在市中医院上班，热情地为患者服务和带教徒弟，真是老骥伏枥，壮心不已。

〔林宝凤.《揭阳日报》2016-05〕

总结宝贵经验　传承中医医学

——贺《广东名医卢永兵医案选》出版发行

由《中国中医药报》"名医医案"专栏、中国老年学学会中医研究委员会、揭阳市中医药学会、揭阳市中医院组成编委会，卢灿辉、王烈泉主编的《广东名医卢永兵医案选》，日前由中医古籍出版社出版发行。

卢永兵出生于中医世家，是揭阳市中医内科主任医师。50多年来他刻苦磨炼，重点从事老年心脑血管病研究，在中医药学研究上做出了优异成绩，他是享受国务院特殊津贴专家，被广东省人民政府、揭阳市人民政府授予"名中医"称号。连续多届被选为中国老年学学会中医研究委员会副主任委员，国家中医药科技进步奖评委专家，中华中医药学会高血压专业委员会主任委员，中华中医药学会脑病专业委员会、糖尿病专业委员会副主任委员。

卢永兵以中国传统医学为基础，致力于望、闻、问、切与辨证论治之妙方良药的开拓与创新，一直走在中医药科技与学术的前沿，尤其在老年医学研究方面有许多创新的理论和经验，获得全国同行专家的认可和赞赏。如他提出老年多瘀、久病多瘀，总结老年中风有发病率高、死亡率高、后遗症率高、并发症率高、复发率高的"五高"特点，治疗老年中风应活血贯始终。又如他提出大剂量的黄芪配合活血药更能促进血运，改善微循环，消除血瘀；指出心主藏神，头为元神之府，精明之府，治疗老年脑病，应脑心并治。他的这些创新经验被不少国内同行引用。

2016年底，广东省中医药管理局发文拨款建设广东省名中医卢永兵传承工作室，由卢永兵亲自坐诊，身体力行承担起接诊病人、带徒教学、学术交流等职责，为传承名老中医专家学术经验，培养基层中医药人才搭建了良好平台。

据了解，2017年初，《中国中医药报》编辑部经过全方位研究后，决定为卢永兵开设"名医医案"专栏，连载他的经典临床医案。这是该报创刊以来首次为一位基层名医开设学术专栏。每篇医案刊载出，文前都有卢永兵的半身肖像，标明"卢永兵名医医案"且均以大标题、大篇幅刊载。

医案是医家宝贵的经验总结，在中医传承发展上有重大意义。《广东名医卢永兵医案选》集结了卢永兵在《中国中医药报》"名医医案"专栏连载的医案，书中内容丰富，有治疗高血压病、卒中、心脏病、头痛病、眩晕症、腰椎病、前列腺病和大剂量高丽参、西洋参抢救危重病的验案，指导性、实用性很强，值得中青年中医师临证研修参考。

〔黄苹.《揭阳日报》2018-08-30〕

颂中医药学

你是一个伟大宝库，是中华民族的瑰宝，是国粹。

你为人类健康作出重大贡献，国人有你，无比自豪、骄傲。

你与中华优秀文化同行，自远古有文字时，就有你的记载。神农尝百草，作《神农本草经》，载药物365种，录入我国药典158种。为世界首部药学专著。

黄帝与岐伯众臣论医，著《黄帝内经》十八卷，称"言医之祖"。至今中华子孙还常到黄陵参拜。

春秋战国神医扁鹊，得异人精传医术，诊治如神，琴心剑胆救危，活人无数，被当时诸国称为"起死回生"神医，民众甚为崇敬，两千多年来受百姓凭吊纪念，是行医者楷模。

汉代医圣张仲景，辞官太守精研医术，著《伤寒论》，是中医疫病论治之祖，又著《金匮要略》，两书至今是中医院校教科书。

《神农本草经》《黄帝内经》《伤寒论》《金匮要略》称"四大经典"。黄帝、岐伯、扁鹊、张仲景称"四大医圣"，流芳万代。

三国华佗，是外科专家、麻醉师，研制麻沸散，服之术中无痛。曾为关公刮骨疗毒，术中奕棋，谈笑风生。曹操得头痛顽疾，传他治疗，要服麻沸散后开颅，曹操听后魂尽，将他杀了。孟德一生英雄，但，是中医罪人。后世有赞医师医术高明，称"华佗再世"，名垂青史。

金元四大家之一李东垣，精研内经"内伤脾胃，百病由生"理论，谓人以"胃气为本"，治病以"脾胃为重"，著《脾胃论》，创立补土派。他还总结"人之百病，莫大于中风"，与当今现代医学共识，可见东垣警世医论之高明。

明朝医药学家李时珍，从小学医，成年任北京太医院院判，后辞官精研本草，"读书十年，不出户庭"，学医著八百部，然后背起药篮，带着孩子、徒弟，跋山涉水，过江苏、安徽、江西、河南、河北、湖北，不畏艰险，逢人请教，遇药必尝，历经27年，著《本草纲目》，载药1892种，为历代药学之最。莫斯科科学馆，陈列李时珍塑像和著作，称他是世界药学家。他当之无愧。

清朝温病学家叶天士，精研时行热病，称"温病"，根据邪中深浅，分卫气营血为纲领辨治，著《温热论》，是温病学派代表人物，对我国医学尤其抗"疫"作出了重大贡献。同代名医王清任，一生求实创新，疑以往脏腑图有误，到义塚、刑场上实地尸解，印证其疑为实。历32年不懈努力，作《亲见改正脏腑图》，是我国首位解剖学家。他还对以往一些医论勘误，著《医林改错》，堪称"求是医师"楷模。

1949年新中国成立后党和政府高度重视中医药发展，毛泽东为卫生部题词："中国医药学是一个伟大的宝库，应当努力发掘，加以提高"，指示"中西医要结合起来"。涌现了大批中医药学家与中西医结合专家。如国医大师邓铁涛，博极医源，编教《中医各家学说》，创办脾胃研究所，"治重症肌无力"项目获国家科技二等奖。他为中医药发展奋斗80多年，在中医药界有崇高威望，广州中医药大学为他建"国医亭"，设邓铁涛奖学金。104岁逝世时，中医药界悼念隆重空前，流芳千古。

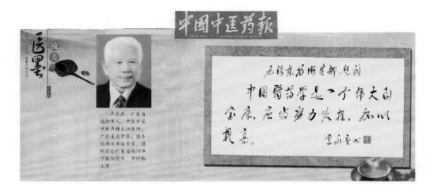

当今药学家屠呦呦，从毛泽东时代开始几十年研究青蒿素治恶魔疟疾，拯救千百万人生命，被授予世界药学奖，后又获诺贝尔奖，这是我国医药界的骄傲。

你这个宝库不仅传给仁术，还传给仁德。唐朝杰出医家孙思邈医术高超，名扬天下，隋文帝、唐太宗都要赐官给他，他坚辞不受，坚持民间行医，度百岁乃去。他的《大医精诚》之作，是医德教育优秀教材。"先发大慈恻隐之心，誓愿普救含灵之苦"之精神万古流芳。

党的十八大以来，以习近平总书记为核心的党中央，对中医药发展高度重视，全国人大常委会通过《中华人民共和国中医药法》，国务院发布《中医药发展白皮书》，把振兴中医药发展提升为国家战略。习近平总书记把"传承发展中医药事业"写进党的十九大报告中，全国中医药界无比欢欣鼓舞，我们一定不忘初心，牢记使命，努力奋斗，做出优异成绩，让你这个宝库更加丰富多彩，为人类健康做出更大贡献。

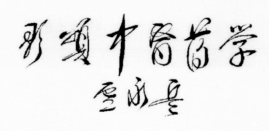

〔卢永兵.《揭阳日报》2019-05-15〕

卢永兵传承工作室

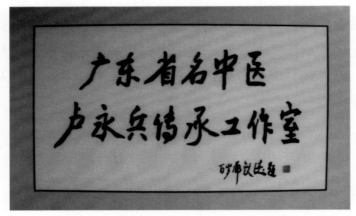

102岁的国医大师邓铁涛教授为"卢永兵传承工作室"题写的牌匾

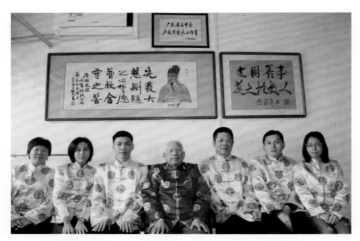

卢老传承工作室的部分徒弟，卢老在传承拜师会上赠给徒弟们一句话："学我者要超于我！"

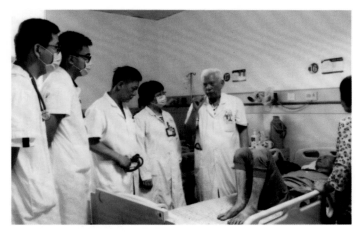

卢老在病房带教徒弟

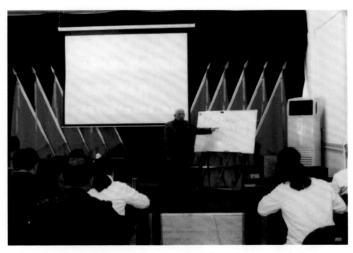

卢老为徒弟们和其他医师作"卒中防治"学术讲座

揭陽日報

卢永兵带徒事迹
搬 上 荧 屏

近日，我市中医院院长卢永兵继评上中医主任医师资格后，又接到国家中医药管理局关于拍摄全国部分老中医带徒电视片的通知，卢永兵获选拍摄其个人带徒电视片。

卢永兵近30年来先后从事医教研工作，对中青年医生的传带带积累了丰富的经验。据悉，卢永兵是粤东地区获选参加拍摄该片的唯一一位医生。

(燕娅)

国家中医药管理局

关于同意中国中医研究院中国医史
文献研究所拍摄中医药师带徒专家
的资料的批复

国中医药政新【1997】64号

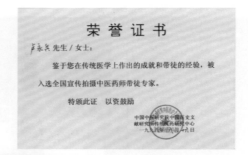

荣 誉 证 书

卢永兵 先生/女士：

鉴于您在传统医学上作出的成就和带徒的经验，被入选全国宣传拍摄中医药师带徒专家。

特颁此证　以资鼓励

中国中医研究院中国医史文
献研究所传统医药研究中心
一九九六年十二月十六日

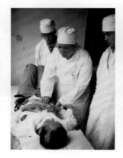

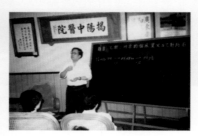

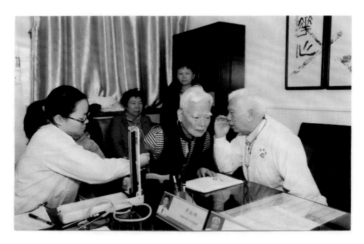

卢永兵热情为耳聋患者解释病情

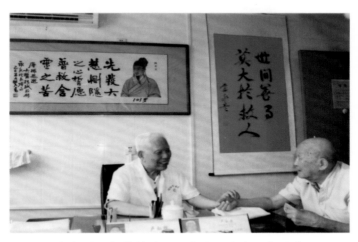

卢永兵医师热情地为97岁的离休老干部诊病

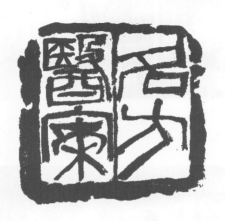

篆刻：激夫（广东省岭东书画院院长）

图书在版编目（CIP）数据

广东名中医卢永兵名方医案选 / 卢灿辉，王烈泉主编. -- 长沙：
湖南科学技术出版社，2020.8
ISBN 978-7-5710-0484-2

Ⅰ. ①广⋯ Ⅱ. ①卢⋯②王... ①医案－汇编－广东－现代 Ⅳ.
①R249.7

中国版本图书馆 CIP 数据核字(2020)第 016348 号

GUANGDONG MING ZHONGYI LUYONGBING MINGFANG YIANXUAN
广东名中医卢永兵名方医案选

主　　编：卢灿辉　王烈泉
总 策 划：张碧金
责任编辑：李　忠
出版发行：湖南科学技术出版社
社　　址：长沙市湘雅路 276 号
网　　址：http://www.hnstp.com
湖南科学技术出版社天猫旗舰店网址：
　　　　　http://hnkjcbs.tmall.com
邮购联系：本社直销科 0731-84375808
印　　刷：湖南省众鑫印务有限公司
　　　　　（印装质量问题请直接与本厂联系）
厂　　址：长沙县榔梨镇保家工业园
邮　　编：410000
版　　次：2020 年 8 月第 1 版
印　　次：2020 年 8 月第 1 次印刷
开　　本：787mm×1092mm　1/32
印　　张：4.25
字　　数：76 千字
书　　号：ISBN 978-7-5710-0484-2
定　　价：38.00 元
（版权所有·翻印必究）